Gallenwege – Leber

7. Bad Mergentheimer Stoffwechseltagung
Präsident H. A. Kühn

Herausgegeben von W. Boecker

63 zum Teil farbige Abbildungen
37 Tabellen

 Georg Thieme Verlag Stuttgart 1973

Siebente Bad Mergentheimer Stoffwechseltagung

Veranstaltet von der Bezirksärztekammer Nordwürttemberg und der Kreisärzteschaft Bad Mergentheim am 14. und 15. Oktober 1972 in Bad Mergentheim

Diejenigen Bezeichnungen, die zugleich eingetragene Warenzeichen sind, wurden *nicht* besonders kenntlich gemacht. Es kann also aus der Bezeichnung einer Ware mit dem für diese eingetragenen Warenzeichen nicht geschlossen werden, daß diese Bezeichnung ein freier Warenname ist. Ebensowenig ist zu entnehmen, ob Patente oder Gebrauchsmuster vorliegen.

Alle Rechte, insbesondere das Recht der Vervielfältigung und Verbreitung sowie der Übersetzung, vorbehalten. Kein Teil des Werkes darf in irgendeiner Form (durch Photokopie, Mikrofilm oder ein anderes Verfahren) ohne schriftliche Genehmigung des Verlages reproduziert oder unter Verwendung elektronischer Systeme verarbeitet, vervielfältigt oder verbreitet werden.

© Georg Thieme Verlag, Stuttgart 1973 — Printed in Germany — Satz und Druck: A. Oelschlägersche Buchdruckerei, Calw

ISBN 3 13 309901 9

Dem Andenken von
Herrn Professor Dr. H. Kalk †
gewidmet

Mitarbeiterverzeichnis

ALTMANN, H.-W., Prof. Dr., Vorstand des Pathologischen Instituts der Universität, 8700 Würzburg, Luitpoldkrankenhaus, Bau 21

BOECKER, W., Dr., Sanatorium am Frauenberg, Klinik für gastroenterologische Erkrankungen, 6990 Bad Mergentheim, Postfach 105

BAYINDIR, S., Prof. Dr., Leiter der Röntgenabteilung der Chirurg. Universitätsklinik, 6300 Gießen, Klinikstraße 37

BÖRNER, W., Prof. Dr., Vorstand der Abteilung für Nuklearmedizin der Med. Poliklinik der Universität, 8700 Würzburg, Klinikstraße 8

BUCHENAU, D., Dr., Med. Univ.-Klinik, 8700 Würzburg, Luitpoldkrankenhaus

CLASSEN, M., Priv.-Doz. Dr., Oberarzt der Medizinischen Klinik mit Poliklinik der Universität, 8520 Erlangen-Nürnberg, Krankenhausstraße 12

DEMLING, L., Prof. Dr., Direktor der Med. Universitätsklinik, 8520 Erlangen-Nürnberg, Krankenhausstraße 12

FROMMHOLD, H., Dr., Radiologische Universitätsklinik, Abteilung Chirurgie, 5300 Bonn 1, Venusberg

FROMMHOLD, W., Prof. Dr., Direktor des Medizinischen Strahleninstituts der Universität, 7400 Tübingen, Röntgenweg 11

HEGENBARTH, F., Dr., Chefarzt des Sanatoriums Burkhardt, 6990 Bad Mergentheim

KOCH, W., Dr., Chefarzt der Chirurgischen Abteilung des Städtischen Krankenhauses, 4830 Gütersloh

KÜHN, H.-A., Prof. Dr., Direktor der Medizinischen Klinik der Universität, 8700 Würzburg, Josef-Schneider-Straße 2

KUNTZ, E., Prof. Dr., Chefarzt der Inneren Abteilung des Kreis- und Stadtkrankenhauses, 6330 Wetzlar

KNEDEL, M., Priv.-Doz. Dr., Chefarzt des Klinisch-Chemischen Instituts des Städt. Krankenhauses, 8000 München-Harlaching, Sanatoriumsplatz 2

LIEHR, H., Priv.-Doz. Dr., Oberarzt an der Medizinischen Universitätsklinik, 8700 Würzburg, Luitpoldkrankenhaus

LINDNER, H., Priv.-Doz. Dr., Chefarzt der Medizinischen Abteilung, Deutsches Rotes Kreuz Krankenhaus, 2000 Hamburg 13, Beim Schlump 84

MÜTING, D., Prof. Dr., Leitender Arzt der Spezialklinik Dr. Kalk für Leberkrankheiten, Verdauungs- und Stoffwechselleiden, 873 Hausen über Bad Kissingen, Postfach

SCHAD, H., Dr., Präsident der Bezirksärztekammer Nord-Württemberg, 7150 Backnang, Hohenstaufenstraße 19

SCHAUDIG, H., Priv.-Doz. Dr., Chefarzt des Chirurgischen Kreiskrankenhauses, 6990 Bad Mergentheim

SCHMIDT, E., Prof. Dr., Gastroenterolog. Abteilung des Med. Departments, Medizinische Hochschule Hannover, 3000 Hannover-Kleefeld, Karl-Wiechert-Allee 9

SCHMIDT, F. W., Prof. Dr., Gastroenterolog. Abteilung des Med. Departments, Medizinische Hochschule Hannover, 3000 Hannover-Kleefeld, Karl-Wiechert-Allee 9

SCHREIBER, H.-W., Prof. Dr., Chefarzt der Chirurgischen Klinik des St. Marien-Krankenhauses, 2000 Hamburg 76, Alfredstraße 9

THALER, H., Prof. Dr., Vorstand der IV. Internen Abteilung am Wilhelminenhospital, A-1171 Wien/Österreich, Montlearstraße 37

WANNAGAT, L., Prof. Dr., Leitender Arzt der Stoffwechselklinik der LVA Württemberg, 6990 Bad Mergentheim, Postfach 144

WEWALKA, F., Prof. Dr., Vorstand der Lehrkanzel für Gastroenterologie an der 1. Medizinischen Univ.-Klinik, A—1090 Wien/Österreich, Spitalgasse 23

Inhaltsverzeichnis

Mitarbeiterverzeichnis V

Vorwort
Von W. BOECKER IX

Begrüßungsansprache
Von H. SCHAD XI

Einführung
Von H.-A. KÜHN XIII

Hepatozelluläre Alkoholschäden und Drogen-Reaktionen
Von H.-W. ALTMANN 1

Eiweißchemische und immunologische Untersuchungen bei Lebererkrankungen
Von M. KNEDEL 9

Enzym-Diagnostik bei Lebererkrankungen
Von E. SCHMIDT und F. W. SCHMIDT 32

Hepatitis B-Antigen und Lebererkrankungen
Von F. WEWALKA 51

Röntgendiagnostik der extrahepatischen Gallenwege
Von H. FROMMHOLD und W. FROMMHOLD . . . 59

Perkutane transhepatische Cholangiographie
Von S. BAYINDIR 68

Duodenoskopie und retrograde Cholangio-Pankreatikographie in der klinischen Routine
Von M. CLASSEN und L. DEMLING 77

Diagnostische Möglichkeiten der Biopsie und Laparoskopie
Von H. LINDNER 85

Portographische Untersuchungen (Splenoportographie und Segmentangiographie)
Von L. WANNAGAT 99

Das Leberszintigramm
Von W. BÖRNER 105

Die Ultraschalldiagnostik der Leber
Von D. BUCHENAU und H. LIEHR 114

Die Pathogenese der Fettleber
Von H. Thaler 126

Klinik und Therapie der portalen Enzephalopathie
Von D. Müting 134

Klinik und Therapie der Cholangitis
Von E. Kuntz 144

Der heutige Stand der Chirurgie bei Pfortaderhochdruck
Von H. W. Schreiber und W. Koch 156

Dringlichkeitschirurgie bei Ösophagusvarizen-Blutung
Von H. Schaudig 169

Die Behandlung der Leberkrankheiten am Kurort
Von F. Hegenbarth 176

Podiumsgespräch: Die Behandlung chronischer Leberkrankheiten
Von W. Boecker 183

Sachverzeichnis 197

Vorwort

Seit 1959 finden in regelmäßigem jährlichen Abstand die Lebertagungen der Sozialmediziner unter Herrn WANNAGAT und die Stoffwechseltagungen der Bezirksärztekammer Nordwürttemberg statt. Es ist dies nicht nur bei den rasch zunehmenden Erkenntnissen in unserer schnellebigen Zeit ein Bedürfnis, den in der Praxis stehenden Arzt in bezug auf diagnostische Maßnahmen auf dem laufenden zu halten, es sollen auch neue Gesichtspunkte über sinnvolle Behandlungsmöglichkeiten aufgezeigt werden.
Wer die ersten 6 Bad Mergentheimer Stoffwechseltagungen mit Interesse verfolgt hat, wird die enormen neuen Erkenntnisse registriert haben. Auf etwas soll aber hingewiesen werden, was sich im Laufe dieser Jahre als neu und notwendig erwiesen hat.
Der Ehrenpräsident unserer Stoffwechseltagungen und Nestor der deutschen Hepatologie, Herr Prof. Dr. HEINZ KALK, der leider an dieser Tagung nicht teilnehmen konnte, hat als erster die Lebersanatorien als Pendant zu den Lungensanatorien gefordert und die Errichtung der 1. Leberklinik in Europa in Bad Kissingen-Hausen realisiert. Viele große Krankenversicherungsanstalten haben diesen Gedanken aufgegriffen.
Was sollen diese Lebersanatorien bzw. -Kliniken bezwecken und bessermachen? Unsere Krankenhäuser, die ja in erster Linie für akute Fälle zuständig sind, zeigen heute einen solchen technischen Aufwand und eine Spezialisierung, daß der chronisch Leberkranke die wertvollen Krankenhausbetten unnötig blockieren würde, wenn nicht eine rechtzeitige Verlegung in ein Nachbehandlungszentrum für Rekonvaleszenten und chronische Fälle erfolgte.
Hier bietet sich das Heilbad mit seinen gut geführten Sanatorien und Kurkliniken an. Wirtschaftliche, therapeutische und psychologische Fakten können hierfür herangezogen werden. In einer Kurklinik für Leberkranke bzw. in einem Lebersanatorium werden, da es sich bei den Patienten meist um Aufstehpatienten handelt, weniger Pflegekräfte benötigt. Das Essen ist meist schmackhafter und abwechslungsreicher, die Betreuung erfolgt durch Ärzte, die durch jahrelange Erfahrung besonders auf dem Gebiet der Leberkrankheiten geschult sind. Auch der psychologische Faktor ist wichtig. In

der gelockerten Atmosphäre des Kurorts erreicht der zu Depressionen neigende Leberkranke schneller wieder eine positive Einstellung zum Leben.

Dies zum Thema Leberkliniken und Weiterbehandlung der Leberkranken in anderem Milieu.

Für das Zustandekommen der Tagung und das Rahmenprogramm sei allen zuständigen Stellen gedankt.

Der Georg Thieme-Verlag hat die Drucklegung wieder dankenswerterweise übernommen.

So wünsche ich dem Berichtsband über die 7. Bad Mergentheimer Stoffwechseltagung das gleiche Interesse wie den bisher erschienenen Bänden, damit der in der Praxis stehende, mit Arbeit überhäufte Arzt sich schnell und umfassend orientieren kann.

Bad Mergentheim

Im Frühjahr 1973 WOLFGANG BOECKER

Anmerkung des Herausgebers: Professor Dr. H. KALK ist am 4. 2. 1973 im Alter von 77 Jahren verstorben.

Begrüßungsansprache

Zum siebten Mal sind wir für 2 Tage zur Bad Mergentheimer Stoffwechseltagung in dem schönen, herbstlich rot und golden leuchtenden Taubertal zusammengekommen.
Anziehend, reizend und liebenswert ist die ehemalige Residenzstadt des Deutschen Ritterordens, trotz oder auch wegen ihrer modernen Gebäude und zurückhaltender Industrialisierung geblieben. Anziehend ist diese Stadt auch noch – und dies können Sie in den zwei Tagen Ihres Hierseins leicht feststellen – durch die guten Taubertäler Weine, die teils lieblich, teils würzig und auch süffig sind.
Gegen die Folgen dieser Trinkkur fließt im schönen Kurpark das Bitterwasser und plätschert die Kurmusik. Doch wir wollen festhalten, daß wir uns zwar freuen, zweckgebunden gerade hier in Bad Mergentheim sein zu dürfen, daß wir aber nicht des Weines wegen hier sind, sondern zur ärztlich wissenschaftlichen Unterrichtung, zum Gedanken- und Erfahrungsaustausch und dadurch zur eigenen Fortbildung.
Sieht man die Kongreß- und Fortbildungskalender an, so kann man den Eindruck haben, daß viel zu viele Möglichkeiten zum ärztlichen Erfahrungsaustausch und für die Fortbildung geboten werden.
Andererseits wird immer wieder lautstark die Zwangsfortbildung als dringend notwendig gefordert. Sicher ist, daß die beste Ausbildung zum Arzt nach wenigen Jahren an Wert verliert, wenn sich an diese nicht laufend Fortbildung anschließt.
Es muß dazu gesagt werden, daß an den verschiedenen Fortbildungsmöglichkeiten eine immer größere Zahl von Ärzten teilnimmt. Leider sind viele niedergelassene Ärzte nicht in der Lage, an Fortbildungstagungen mit einer gewissen Regelmäßigkeit zu sein, weil es ihre Praxis nicht zuläßt. Sie sind auf Abendveranstaltungen, auf Zeitschriften, Bücher, Tonbänder usw. angewiesen.
Aber auch nicht niedergelassene, in Krankenhäusern und Kliniken tätige Kolleginnen und Kollegen werden da und dort nicht von ihren Chefs zum Besuch von Kongressen angeregt. Wird eine Teilnahme erlaubt, so müssen diese Kollegen dafür häufig Urlaubstage in Anspruch nehmen. Dies ist in einer Zeit, in der für jeden berufstätigen Menschen der Fortbildungsurlaub gefordert wird, unverständlich. Es ist doch nicht zu übersehen, daß die an Kongressen teilnehmen-

den Ärzte eines Hauses auch für dieses wertvolle Anregungen mitbringen.

Stoffwechseltagungen sind in einer Zeit des üppigen Essens und Trinkens, in einer Zeit, in der mangels genügender körperlicher Bewegung und Tätigkeit, mit der schmackhaften Kost zu viele Kalorien zugeführt werden, wogegen wir Ärzte noch deutlicher das Wort ergreifen müssen, dringend notwendig.

Nach diesen einführenden Worten darf ich Sie alle, die Sie an unserer siebten Bad Mergentheimer Stoffwechseltagung teilnehmen, sehr herzlich begrüßen. Ich bedanke mich schon im voraus ganz besonders bei den Referenten. Wir alle sehen ihren Ausführungen mit gespannter Erwartung entgegen.

Herrn Kollegen BOECKER, Mitglied des Fortbildungsausschusses der Bezirksärztekammer Nordwürttemberg, der das Programm zusammengestellt und sich um Referenten bemüht hat, gilt mein besonderer kollegialer Dank! Mit ihm bemühte sich der Vorsitzende der Kreisärzteschaft Bad Mergentheim, Herr Kollege FISCHER, um Organisation und Ablauf dieser Tagung, wofür ich ihm herzlich danke.

Leider kann ich wiederum die Kolleginnen und Kollegen aus der DDR nicht begrüßen, da sie immer noch nicht zu unseren Tagungen kommen können.

Die wissenschaftliche Leitung der diesjährigen Tagung zu dem Thema *Gallenwege – Leber* übernahm freundlicherweise Herr Professor Dr. KÜHN, Würzburg, dem ich für die Leitung und seinen Beitrag im voraus – sicher auch in Ihrer aller Namen – sehr herzlich danken darf.

H. SCHAD

Einführung

Die 7. Bad Mergentheimer Stoffwechseltagung, zu der ich Sie hiermit sehr herzlich willkommen heiße, hat zum Thema „Die Erkrankungen der Gallenwege und der Leber".
Es schließt sich damit ein Kreis von Fortbildungsveranstaltungen, in denen auf Initiative von Herrn BOECKER seit nunmehr 12 Jahren in 2jährigem Turnus, alternierend mit den von Herrn WANNAGAT ins Leben gerufenen Lebertagungen für Sozialmediziner, die Krankheiten der Verdauungsorgane und des Stoffwechsels wissenschaftlich abgehandelt wurden, und den praktizierenden Kollegen der neueste Stand von Diagnostik und Therapie vermittelt wurde.
In den letzten Jahren ist im Beirat der Deutschen Gesellschaft für Verdauungs- und Stoffwechselkrankheiten mehrfach die Frage aufgeworfen worden, ob es nicht zweckmäßig sei, den Namen der Gesellschaft in „Gesellschaft für Gastroenterologie" oder „Gastroenterologische Gesellschaft" zu ändern, um sich damit in der Namensgebung den entsprechenden Gesellschaften in anderen Ländern und in der internationalen wissenschaftlichen Dachorganisation anzugleichen. Wenn wir aber auch heute noch an dem alten Namen festhalten – die Beiratssitzung am vergangenen Wochenende anläßlich der 27. Tagung unserer Gesellschaft in Frankfurt hat sich ausdrücklich auf diesen Standpunkt gestellt –, so tun wir das nicht nur aus historischen Gründen; immerhin kann die Deutsche Gesellschaft für Verdauungs- und Stoffwechselkrankheiten auf das ehrwürdige Alter von 60 Jahren zurückblicken. Wir sind vielmehr der Meinung, daß die Beziehungen zwischen Gastroenterologie und Stoffwechsel so eng sind, daß man ihre Belange im Rahmen *einer* wissenschaftlichen Gesellschaft auch heute noch vertreten kann. Wenn einzelne große Teilgebiete, insbesondere der Diabetes, sich inzwischen eigene wissenschaftliche Foren geschaffen haben, so ist das für die Förderung der speziellen Forschung sicher von Nutzen.
In Klinik und Praxis sollte aber der Zusammenhang zwischen Gastroenterologie und Stoffwechsel m. E. nicht verloren gehen. Wie eng die Beziehungen dieser beiden Gebiete letztlich sind, wird u. a. durch die neuen faszinierenden Erkenntnisse von den Zusammenhängen zwischen äußerer, d. h. Fermentsekretion, und innerer, d. h. Insulinsekretion des Pankreas deutlich. Beide Funktionen der Bauchspeichel-

drüse scheinen in enger Beziehung zueinander zu stehen. Verdauung und Stoffwechsel: die Regulation beider das Leben erst ermöglichenden biologischen Fundamentalvorgänge in einem Organ vereint!

Die *1. Bad Mergentheimer Stoffwechseltagung 1960* stand unter dem Thema „*Leberkrankheiten*". Wissenschaftlicher Leiter war damals Prof. HEINZ KALK, inzwischen Ehrenvorsitzender dieser Tagung. Prof. KALK ist leider infolge einer schweren Erkrankung an der Teilnahme an unserer heutigen Tagung verhindert.

Ich brauche Sie nicht auf die Bedeutung von Heinz KALK für die Entwicklung der Gastroenterologie und besonders der Hepatologie in Deutschland und in der Welt hinzuweisen. Sie alle wissen, daß wir ihm die Einführung der bioptischen Leberuntersuchung, insbesondere der Laparoskopie und gezielten Leberpunktion in die Klinik verdanken, Methoden, die heute aus der Leberdiagnostik nicht mehr wegzudenken sind, und die überhaupt erst die moderne Einteilung der Leberkrankheiten ermöglicht haben. Erinnern wir uns, um nur ein Beispiel zu nennen, daran, daß das Krankheitsbild der *chronischen Hepatitis* erst durch die Untersuchungen von KALK aufgedeckt und in seiner Bedeutung für die Entstehung der Leberzirrhose erkannt wurde.

Auch heute ist die Morphologie noch die Grundlage der hepatologischen Diagnostik. Daß wir unsere Diagnosen auf eine sichere Basis stellen können, dazu die Voraussetzungen geschaffen zu haben, das ist das bleibende Verdienst von HEINZ KALK, das ihm seinen Platz im Kreise der Großen unseres Faches sichern wird.

Nehmen wir das Programm dieser ersten Stoffwechseltagung 1960 noch einmal zur Hand und vergleichen wir es mit dem heutigen, so fällt zuerst die erheblich größere Zahl der Referate der heutigen Tagung auf. 1960 waren es 8, heute sind es 18 Vorträge, dazu kommt noch als 19. Veranstaltung eine Podiumsdiskussion über Behandlung chronischer Leberkrankheiten. Dieses Wachstum des Inhaltsverzeichnisses ist sicher nicht allein die Folge der Tatsache, daß diesmal Leber- und Gallenkrankheiten zusammen auf dem Programm stehen, es spiegelt vielmehr den Fortschritt, insbesondere in der Diagnostik wider, der in diesen 12 Jahren sowohl auf dem Gebiet der Leber- als auch der Gallenkrankheiten erzielt werden konnte.

So sind z. B. seit jener Zeit in der *Leberdiagnostik* die *immunologischen* Untersuchungen und der Nachweis des *Australia-Antigens* hinzugekommen, Methoden, von denen in meinem eigenen 1960 an dieser Stelle gehaltenen Referat über die Leberfunktionsprüfung noch nicht die Rede war. Herr Prof. ALTMANN, der 1960 das einleitende Referat über die Grundlagen der Leberpathologie hielt, wird sicher in seinem heutigen Bericht über „Neues aus dem Gebiet der Leberpathologie" auf das zunehmend an Bedeutung gewinnende Gebiet der toxischen Leberschäden eingehen, ein Problem, das eng mit dem hochaktuellen Gebiet der sogenannten Biotransformation in der Leber verknüpft ist.

In der Diagnostik der *Gallenkrankheiten* haben transhepatische Cholangiographie und – als neueste Methode – die retrograde Cholangiographie von der Papilla Vateri aus neue Möglichkeiten erschlossen, indem sie die Darstellung der Gallenwege auch bei Vorliegen einer Ausscheidungsinsuffizienz der Leber ermöglichen.

Schließlich beginnt sich auch in der *Therapie* der Leberkrankheiten eine gewisse Konzentration abzuzeichnen. Die sogenannte „unspezifische Lebertherapie" weicht immer mehr einer gezielten Behandlung, die sich vor allem gegen immunologische Mechanismen in der Pathogenese chronischer Leberkrankheiten richtet, ein Prinzip, das in seiner Bedeutung für die Entwicklung dieser Krankheiten erst in den letzten Jahren zunehmend erkannt wurde. Auf der anderen Seite stellt sich immer mehr heraus, daß manche sogenannten Leberkrankheiten, z. B. die Fettleber, nur unter bestimmten Umständen ein Objekt für die Lebertherapie abgeben. Diese „neuen Tendenzen der Lebertherapie" werden in dem unsere Tagung abschließenden Podiumsgespräch über die Behandlung chronischer Leberkrankheiten sicher deutlich werden.

So zeigt sich, daß die 7. Bad Mergentheimer Stoffwechseltagung dort anschließt, wo vor 12 Jahren der Reigen dieser Tagungen begonnen wurde, und ich bin überzeugt, daß auch sie ihre Aufgabe erfüllen wird: zur ärztlichen Fortbildung, dieser vornehmsten Pflicht einer freien Ärzteschaft, ihren Beitrag zu leisten.

H.-A. KÜHN

Hepatozelluläre Alkoholschäden und Drogen-Reaktionen

Von H.-W. Altmann

Alkohol und Pharmaka gehören zu den wichtigsten exogenen Substanzen, welche die metabolischen Prozesse der Leberzelle und damit in vielen Fällen auch ihre Struktur beeinflussen. Wir fassen die dabei sichtbar werdenden Veränderungen mit denen nach anderen der Umwelt entstammenden Verbindungen, Tetrachlorkohlenstoff etwa und Pilzgiften, da es sich nicht um primär entzündliche Reaktionen handelt, unter dem Oberbegriff der *exogenen Hepatosen* zusammen. Der Terminus ist sprachlich gewiß nicht einwandfrei, aber seinen eigentlichen Zweck, den der Abgrenzung von den echten Hepatitiden, vermag er voll und ganz zu erfüllen. Es ist jedoch hervorzuheben, daß „exogene Hepatose" nicht ohne weiteres mit einer *Schädigung* der Leberzelle gleichzusetzen ist, sondern nur eine exogen bedingte *Veränderung* der Leberstruktur anzeigt. Dabei kann es sich um den Ausdruck einer Leistungssteigerung der Leberzelle handeln – der Strukturwandel ist dann als progressiv zu werten – oder um Äquivalente einer Leistungsminderung, eventuell sogar einer tödlich endenden Stoffwechselstörung, die regressiven Charakter tragen. Das sind die (exogen) *toxischen Hepatosen* im engeren Sinne des Wortes. Die alkoholbedingten Strukturveränderungen gehören ganz überwiegend in die 2. Gruppe. Unter den Reaktionen auf Pharmaka haben dagegen auch progressive Veränderungen ihren festen Platz.

Von den *Epithelläsionen bei Alkoholabusus* ist die Verfettung am längsten bekannt. Sie ist zwar sehr auffällig, aber im Grunde, zumal sie rasch rückbildungsfähig ist, wenig bedeutungsvoll und sicher kein Vorstadium einer späteren Zirrhose. Wichtig und für den weiteren Verlauf entscheidend ist vielmehr das Auftreten von Nekrosen, das mit der Verfettung nicht ursächlich verbunden ist. Meist handelt es sich – in verfetteten wie fettfreien Zellen – um eine sog. Koagulationsnekrose, die in der Regel durch Makrophagen abgeräumt wird, wobei, insbesondere beim Untergang verfetteter Zellen, vorübergehend granulomartige Sternzellknötchen auftreten und pigmentierte (ceroidhaltige) Uferzellen noch für längere Zeit als sicheres Zeichen eines voraufgegangenen Zellunterganges erhalten bleiben können. Der Zellverlust wird vielfach sogleich regeneratorisch ausgeglichen — das Krankheitsbild ist mehr oder weniger stationär —, oder er bleibt, bei stärkerer Zellschädigung, infolge einer Regenerationshemmung bestehen und führt zu einem bindegewebigen Ersatz, der dort besonders ins Auge fällt, wo proliferationsbereites Mesenchym vorhanden ist, also in der Läppchenperipherie. Es resultiert eine sehr charakteristische, von den Dreiecken spinnenartig ausstrahlende periportale Fibrose.

Schwerer wiegt, wenn es zu einer (toxischen) blasigen Zellschwellung, einem Zellhydrops, kommt, was bevorzugt läppchenzentral einzutreten pflegt (EDMONDSON u. Mitarb. 1963). Dergleichen mündet in einen spurlosen Zerfall, manchmal auch in eine sehr leukozytenreiche Abräumreaktion, die vielfach als „Alkoholhepatitis" besonders hervorgehoben wird. Das ist besonders dann der Fall, wenn im blasigen Zelleib eigenartige kompakte, stark eosinrote Massen vorhanden waren, die „alkoholisches Hyalin" genannt werden und offenbar leukozytotoxisch wirken. Auf jeden Fall entsteht jetzt, da eine Regeneration wegen der stärkeren Schädigung der Nachbarzellen so gut wie immer ausbleibt, eine eigenartige läppchenzentrale Faservermehrung, eine zentrale Sklerose, die sich rasch auszubreiten pflegt und dieser Form des alkoholischen Leberschadens eine rasche Progredienz verleiht.

Alle diese Bilder werden in der Regel durch eine von der Läppchenperipherie her fortschreitende Siderose bereichert, sei es der Epithelien, sei es der Sternzellen oder beider zugleich, oder durch eine bald geringere, bald stärkere, manchmal früh, manchmal spät auftretende Cholestase. Ihr pflegt eine peribiliäre Anhäufung der basophilen RNS-haltigen Plasmasubstanz parallel oder gar voraufzugehen, was unseres Erachtens ganz generell einen brauchbaren Hinweis auf eine induzierte Ausscheidungsschwäche der Leberzellen darstellt. Doch gibt es bei chronischem Alkoholismus — ohne Verfettung und ohne Nekrosen — auch eine weitverbreitete „feinkörnige Zellveränderung", die auf einer Vermehrung und leichter Vergrößerung der Mitochondrien beruht und eine Läsion dieser Zellorgane anzeigt. Sie kann unter Umständen zu sog. Riesenmitochondrien führen — einer an sich unspezifischen Veränderung, die als Kompensationsversuch für eine induzierte Leistungsschwäche der Mitochondrien anzusehen ist (vgl. TANDLER und HOPPEL 1972).

Mit alle dem liefert der Alkoholschaden ein gutes Beispiel für die Fülle der Reaktionsmöglichkeiten des Leberparenchyms auf ein toxisches Agens. Was davon im Einzelfalle realisiert wird, ist von den verschiedensten Faktoren abhängig, von der Höhe des Alkoholkonsumes etwa und von den Trinkgewohnheiten, aber auch von den Begleitumständen, Übergewichtigkeit zum Beispiel oder Vitaminmangel, und nicht zuletzt von der genetisch determinierten Empfindlichkeit des betreffenden Organismus.

Weit stärker treten derartige individuelle Unterschiede bei den *Reaktionen des Lebergewebes auf Pharmaka* ins Spiel. Zwar gibt es manche Arzneimittel, die bei allen Patienten einen deutlichen Leberzellschaden hervorrufen – sie werden daher als obligat hepatotoxisch bezeichnet –, aber die große Mehrzahl tut dies nur bei verschwindend wenig Patienten, weshalb man von fakultativ hepatotoxischen Stoffen spricht, von denen heute schon über 200 bekannt sind. Solche Menschen reagieren also anders als die übrigen – man könnte daher im ursprünglichen Sinne des Wortes mit vollem Rechte von einer *allergischen* Reaktionsweise sprechen. Aber dieser Terminus bedeutet heutzutage mehr, als er sprachlich eigentlich aussagt: eine abnorme Reaktion auf Grund abgewandelter immunologischer Verhältnisse. Und daß dies der entscheidende Faktor bei den fakultativ hepatotoxischen Substanzen sei, kann, trotz der zur Zeit vorherrschenden Ansicht und trotz gewiß vorkommender immunologisch bedingter Begleitreaktionen, nicht als gesichert angesehen werden. Anscheinend spielen, wofür eine ständig steigende Zahl von Beobachtungen spricht, genetisch bedingte Unterschiede in der Fermentausstattung und damit in den metabolischen Fähigkeiten eine weit bedeutsamere Rolle.

Klinisch sind zwei große Reaktionsformen abgegrenzt worden – die Cholestase einerseits, die Leberzellschädigung andererseits, die beide auch gemeinsam vorkommen können. Morphologisch ist das Spektrum jedoch viel breiter. Ja, es lassen sich sogar Veränderungen nachweisen, die nichts mit einer Leberzellschädigung zu tun haben, sondern den gestaltlichen Ausdruck einer funktionellen Adaptation an eine

vermehrte metabolische Belastung darstellen und damit eine Leistungssteigerung der Leberzelle dokumentieren.
Eine solche progressive Reaktion stellt die Vermehrung des glatten (agranulären) endoplasmatischen Retikulums dar, jener membranösen Strukturen also, an denen die für den Umbau oder – wie man heute aktualisierend zu sagen pflegt – für die „Biotransformation" exogener lipoidlöslicher Stoffe entscheidende Fermentsysteme verankert sind. Werden die einschlägigen Substanzen der Zelle in erhöhtem Maße angeboten, wird die Bildung solcher Fermente und Strukturen induziert (REMMER) und die Zelle damit – solange dieser substratabhängige Erfolg anhält – metabolisch leistungsfähiger, nicht nur für das induzierende Molekül, sondern auch für viele andere von dem System umgesetzten Verbindungen. Allerdings gibt es, sowohl was die Grundausstattung wie die Induzierbarkeit angeht, große individuelle Unterschiede, was für den jeweiligen Arzneimittelspiegel und den jeweiligen Arzneimittelabbau von großer Wichtigkeit ist.
Wenn die Zunahme dieser retikulären Membransysteme ein gewisses Ausmaß übersteigt – was nur bei chronischem Gebrauch induzierend wirkender Pharmaka der Fall ist – wird sie lichtmikroskopisch sichtbar –, und zwar in Gestalt blasser, feinwabig-netziger Areale, die mitunter fast den gesamten Zelleib einnehmen. Dieses für eine „agranulo-retikuläre Hypertrophie" absolut charakteristische Bild findet sich vor allem bei Barbiturat- und Analgetika-Abusus, ist aber mitunter, wie ergänzend bemerkt sei, auch beim Alkoholismus zu sehen, da auch hier eine gewisse Fermentinduktion verzeichnet werden kann (RUBIN und LIEBER). Bei sinkender Belastung und schwindendem Bedarf bilden sich die vermehrten Strukturen in der Regel spurlos zurück. Doch sind auch wirbelartig oder tropfig aussehende Degenerationsformen bekannt, die vielleicht Abbaustadien darstellen, sicher aber einen Funktionsverlust anzeigen. Wie denn überhaupt manche Kern- und Plasmaveränderungen, die bis zum Zelltod führen können, darauf hinweisen, daß eine agranulo-retikuläre Hypertrophie nicht stets und ständig eine gelungene funktionelle Anpassung widerspiegelt.
In engem Zusammenhang mit dieser Zellveränderung steht das überreichliche Auftreten eines gelben Lipopigmentes in den Epithelien der inneren Läppchenhälfte, das alle Eigenschaften des Lipofuszins, also des gewöhnlichen Alters- und Abnutzungspigments, erkennen läßt. Denn sein Ausgangs-

material – lipoide Zellbestandteile – dürfte wohl in den Membranen des glatten endoplasmatischen Retikulum zu suchen sein, die bei allen induzierend wirkenden Pharmaka in besonderem Ausmaß auf- und abgebaut werden. Freilich müssen, sollen sie zur Quelle von Lipopigmenten werden, irgendwelche besonderen Bedingungen verwirklicht sein, denn die abnorme Lipofuszinose findet sich nicht nach Barbituraten, sondern, soweit bisher bekannt, nur nach Phenacetin und nach Pyrazolon-Derivaten, weshalb sie einen meist zutreffenden Rückschluß auf einen Analgetika-Abusus zuläßt. Daß eine derart unphysiologische Ansammlung von Schlackenstoffen eine gewisse Störung der normalen Stoffwechselabläufe dokumentiert, ist aus dem Vorkommen vereinzelter Zelluntergänge abzulesen.

Klarer erkennbar als bei den beiden bisher betrachteten Reaktionsformen ist die Zellschädigung dann, wenn es zu einer Cholestase kommt. Nicht nur, daß die intralobuläre, mitunter auch intraepitheliale Gallestauung eine Störung der Ausscheidungsfunktion der Leberzelle anzeigt – einzelne Zelluntergänge werden nie vermißt und selbst gehäufte Nekrosen sind keine Seltenheit. Das gilt auch für den Ikterus nach Kontrazeptiva, der, obzwar selten, deshalb von besonderem Interesse ist, weil er einen genetisch bedingten, sonst sich kaum oder gar nicht manifestierenden Fermentdefekt offenbart. Solch eine Reaktion läßt daher eine geographische Häufung erkennen und betrifft vor allem Frauen, die in einer voraufgegangenen oder folgenden Gravidität an einem Schwangerschaftsikterus leiden, der morphologisch ganz das gleiche Bild bietet.

Außerdem treten Cholestasen bei einer ganzen Reihe von Medikamenten auf – vor allem nach Phenothiazinderivaten –, wobei die Zellschädigung in der Regel etwas deutlicher ist. Oft mit allergischen Allgemeinreaktionen verbunden, haben sie bisher noch keinen schlüssigen Beweis für eine immunologische Ursache der Leberläsion geliefert. Die Annahme einer genetisch bedingten Stoffwechselanomalie, für die sich die Argumente häufen, scheint auch hier richtiger zu sein. Jedenfalls sind die in dieser Gruppe oft beobachteten periportalen Infiltrate als solche kein ausreichendes Indiz für einen pathogenetisch bedeutsamen immunologischen Mechanismus, auch dann nicht, wenn sie Eosinophile enthalten, da all dies auch nach Kontrazeptiva vorkommen kann.

Hepatozelluläre Alkoholschäden

Die noch übrigbleibenden Zellveränderungen entsprechen im Grunde denjenigen, die schon beim Alkohol besprochen sind und stellen das klassische Repertoire der toxischen Hepatose dar. Sehr häufig ist eine Verfettung, meist mit Zellnekrosen gekoppelt, die aber, weil ganz unspezifisch, für sich allein kaum einen diagnostischen Hinweis auf eine medikamentbedingte Schädigung liefern kann. Anders ist das bei den sehr ausgedehnten, kleintropfigen, stets mit Zellnekrosen und Cholestase gekoppelten Verfettungen nach Halothan (KLINGE) – und in einem noch höheren Maße bei der universellen feinwabigen Form nach hohen Tetracyclingaben, die praktisch nur bei Frauen vorkommt und interessanterweise von der tödlich endenden Schwangerschaftsfettleber nicht zu unterscheiden ist.

Daß auch toxische (hydropische) Zellschwellungen, nur ohne „alkoholisches Hyalin", unter den arzneimittelbedingten Leberläsionen nicht fehlen, sei nur am Rande vermerkt, ebenso, daß dies Phänomen hier praktisch immer mit einer erhöhten Glykogeneinlagerung verbunden ist, der mutmaßlich eine Störung der Abbauprozesse zugrundeliegt.

Bedeutsamer sind jedenfalls jene Fälle, bei denen Zellnekrosen im Vordergrund stehen und, bei genügender Ausdehnung, das Bild einer Hepatitis phänokopieren. Die Schwere der Läsion kann im Einzelfalle, selbst bei den gleichen Medikamenten, sehr unterschiedlich sein; das Spektrum reicht von der glücklicherweise extrem seltenen, meist aber tödlichen akuten oder subakuten Leberdystrophie über herdförmige Gruppennekrosen bis zu verstreuten Zelluntergängen. Die Leberdystrophie ist eine allgemein bekannte, zahlenmäßig jedoch nicht ins Gewicht fallende Komplikation der Halothannarkose, die in der Regel erst bei einer wiederholten Gabe eintritt und pathogenetisch noch nicht befriedigend geklärt ist. Dasselbe gilt für ganz gleichartige Vorkommnisse nach anderen Pharmaka, z. B. nach Hydantoinderivaten. Gruppennekrosen sind schon häufiger. Sie stellen sich besonders nach einigen Antibiotika ein, z. B. nach Chloramphenicol, oder nach hochwirksamen Zytostatika wie Mercaptopurin, Trenimon oder Aminopterin. Sie sind eindeutig toxischen Ursprunges und auf eine erhöhte Empfindlichkeit der betroffenen Patienten zu beziehen. Dabei ist interessant, daß Aminopterin bevorzugt, wenn auch nicht ausschließlich, solche Leberareale betrifft, die von leukämischen Infiltraten durchsetzt sind, sei es, daß die Leberzellen dadurch vorbelastet sind, sei es, daß erst die beim Untergang der Infiltratzellen freiwerdenden Stoffe eine zusätzliche Noxe liefern. Gerade bei den Zytostatika enden solche Herde meist in einer umschriebenen Narbenbildung, weil diese Stoffe die Proliferation nicht nur der Tumorzellen, sondern auch der Leberzellen hintanhalten und damit jeden sonst durchaus erfolgreichen Regenerationsversuch unterbinden.

Ungleich größer ist nun aber die Zahl derjenigen Fälle, bei denen nur einzelne Epithelien zugrundegehen. Verantwortlich dafür sind zahlreiche Medikamente, vor allem solche, die wie Methyldopa oder die Tuberkulostatika Rifampicin oder Isoniazid bei der Mehrzahl der damit behandelten Patienten wenigstens eine leichte Erhöhung der Transaminasen hervorrufen, so daß auch hier weder an der direkten hepatozellulären Wirkung noch an einer unterschiedlichen genetisch bedingten Empfindlichkeit zu zweifeln ist. Die Heilung erfolgt wie bei den alkoholbedingten Koagulationsnekrosen durch regeneratorischen Zellersatz, wobei gleichfalls vorübergehend Sternzellknötchen oder Granulome aufzutreten pflegen und pigmentierte Sternzellen oder periportal gelegene ceroidhaltige Makrophagen noch eine Zeit lang, als wichtiger Hinweis auf voraufgegangene Nekrosen, übrigbleiben. Die Granulome ähneln denen, die bei Alkoholschäden oder nach leichteren Tetrachlorkohlenstoff – und Pilzvergiftungen – zu finden sind, sie sind also nichts Besonderes und gewiß kein Hinweis auf die immunologische Ätiologie einer drogenbedingten Leberläsion.

Achtet man sorgfältig auf die zuletzt geschilderten leichten Leberschäden, insbesondere auch auf ihre Residuen, und nimmt man noch solche Phänomene wie die agranulo-retikuläre Hypertrophie oder die Lipofuszinose hinzu, so ist wohl kein Zweifel möglich, daß sich eine Arzneimittelwirkung an der menschlichen Leberzelle morphologisch weit häufiger manifestiert, als das bisher angenommen wurde. Und vielleicht wird auch klar geworden sein, daß es mehr als eine Spitzfindigkeit ist, wenn wir eine Abgrenzung solcher Veränderungen von den echten Hepatitiden für notwendig halten und dem auch nomenklatorisch Rechnung tragen. Freilich ist eine Entscheidung heute noch nicht in jedem Falle möglich – und selbst bei den alkoholbedingten Veränderungen gibt es in diesem Punkte noch manche Schwierigkeit –, aber das Ziel ist doch gewiesen, und gerade der Hepatosebegriff wird dazu zwingen, es nicht aus den Augen zu verlieren. Es schließlich zu erreichen, wird jedoch nur durch enge Zusammenarbeit verschiedener Disziplinen möglich sein und nicht zuletzt davon abhängen, welche Informationen die klinisch tätigen Ärzte dem Patho-Morphologen zur Verfügung stellen.

Literatur

ALTMANN, H.-W., O. KLINGE: Drogen-Hepatopathie. Morphologische Reaktionen menschlichen Lebergewebes auf Pharmaka. Verh. Dtsch. Ges. Path. 56 (1972) 194

BERTHELOT, P., C. SICOT, J. P. BENHAMOU, R. FAUVERT: Les hépatites médicamenteuses. Rev. franç. Étud. clin. biol. 10 (1965) 34, 140

DÖLLE, W., G. A. MARTINI: Leber. In: Erkrankungen durch Arzneimittel. Diagnostik, Klinik, Pathogenese, Therapie. Hrsg.: R. HEINTZ. Thieme, Stuttgart 1966 (S. 255)

EDMONDSON, H. A., R. L. PETERS, T. B. REYNOLDS, O. T. KUZMA: Sclerosing hyaline necrosis of liver in the chronic alcoholic; a recognizable clinical syndrome. Ann. int. Med. 59 (1963) 646

GEROK, W., K. SICKINGER, H. H. HENNEKEUSER: Alkohol und Leber. Internat. Symposion. Schattauer, Stuttgart 1971

KLINGE, O.: Morphologie und Ätiologie Halothan-induzierter Leberschaden. Verh. Dtsch. Ges. Path. 56 (1972)

KLINGE, O., H.-W. ALTMANN: Morphologie toxischer Hepatosen. Münch. med. Wschr. 113 (1971) 1529

MARVER, H. S., R. SCHMID: Biotransformation in the liver: Implications for human disease. Gastroenterology 55 (1968) 282

National halothane study: Possible association between halothane anaesthesia and postoperative hepatic necrosis. J. Amer. med. Ass. 197 (1966) 775

OLDERSHAUSEN, H. F. VON: Arzneimittel und Leberschäden. Therapiewoche 21 (1971) 2239

POPPER, H., E. RUBIN, D. GARDIOL, F. SCHAFFNER, F. PARONETTO: Drug-induced liver disease. A penalty for progress. Arch. int. Med. 115 (1965) 128

REMMER, H.: Die Entgiftungsfunktion der Leber. In: Aktuelle Hepatologie. Hrsg.: H. A. KÜHN, H. LIEHR. Thieme, Stuttgart 1969 (S. 98)

RÖSSLE, R.: Hepatose und Hepatitis. Schweiz. med. Wschr. 1928, 4

RUBIN, E., CH. S. LIEBER: Alcoholism, alcohol and drugs. Science 172 (1971) 1097

SCHAFFNER, F., I. H. RAISFELD: Drugs and the liver. A review of metabolism and adverse reactions. Advances Intern. Med. 15 (1969) 221

SHERLOCK, SH.: Hepatic reactions to therapeutic agents. Ann. Rev. Pharmacol. 5 (1965) 429

TANDLER, B., C. L. HOPPEL: Effects of riboflavin deficiency on liver cells. Methods and archievements in exper. Path. 6 (1972) 25

Eiweißchemische und immunologische Untersuchungen bei Lebererkrankungen

Von M. KNEDEL

Trotz der Erfolge der Leberpunktion mit morphologischer Bewertung des Punktats haben klinisch-chemische Untersuchungen im Rahmen der klinischen Diagnostik der Lebererkrankungen ihre Bedeutung nicht verloren, sondern in vieler Hinsicht in letzter Zeit sogar an Bedeutung gewonnen. Die Ergebnisse der biochemischen Forschung haben besonders in den beiden letzten Jahrzehnten in weitem Maße erkennen lassen, wie breit das Funktionsspektrum der Leber ist und eingehende Grundlagenuntersuchungen haben klargestellt, welche Reaktions- und Stoffwechselvorgänge in der gesunden und in der kranken Leber ablaufen.

Der Stand und die Bedeutung eiweißchemischer Untersuchungen bei Lebererkrankungen

Unter den zahlreichen Partialgebieten der Leberfunktion hat der Eiweißstoffwechsel stets besonderes Interesse erfahren. Seit den 20er Jahren wurde versucht, mit einer stets zunehmenden Zahl von „Leberfunktionsproben" (sogenannte Serumlabilitätsreaktionen) eine Störung der Leberfunktion nachzuweisen. Da die Möglichkeiten für chemische Untersuchungen auf diesem Gebiet andere – z. B. die der Enzymchemie – weit übertrafen, richteten sich die Bemühungen verständlicherweise darauf, stets aussagefähigere „Leberfunktionsproben" dieser Art zu entwickeln, wobei bei Unkenntnis der Reaktionschemismen empirische Mitteilungen im Vordergrund standen. Die Veröffentlichungen – vor allem aus der angloamerikanischen Literatur – stellten die Bewertung der Leistungsfähigkeit ganzer „Batterien von Labilitätsreaktionen" in den Vordergrund.

Eine entscheidende Änderung brachte – wie sich später zeigte – die Einführung eines neuen Verfahrens der elektrophoretischen Trennung der Serumeiweißkörper auf Filtrierpapier durch GRASSMANN, HANNIG und KNEDEL in die klinisch-chemische Diagnostik. Damit war es mit einem im Krankenhauslaboratorium vertretbaren technischen Aufwand erstmals möglich, quantitative Bestimmungen der verschiedenen elektrophoretisch trennbaren „Eiweißfraktionen" vorzunehmen. Mit diesem Verfahren wurden hinsichtlich Leistungsfähigkeit, Spezifität und Aussage die bis dahin üblichen Verfahren, z. B. die fraktionierte Aussalzung, übertroffen. Nunmehr war es auch möglich geworden, Vergleiche zwischen dem Ausfall der Serumlabilitätsproben und Werten der elektrophoretischen Analysen vorzunehmen. Außerdem konnte in experimentellen Untersuchungen (KNEDEL und BUBE) der Reaktionschemismus der üblichen Serumlabilitätsreaktionen aufgeklärt werden. Die Ergebnisse dieser Untersuchungen sind in Tabelle 1 zusammengestellt und lassen erkennen, daß alle dort aufgeführten Serumlabilitätsreaktionen in ihrem Ausfall von verschiedenen fördernden und (mit Ausnahme der Thymoltrübungsprobe und des Zinksulfat-Tests) hemmenden Einflüssen verschiedener Globuline abhängig sind. Weitere Untersuchungen zeigten, daß mit isolierten Globulinen aus Normalserum, z. B. mit präparativ isoliertem γ-Globulin, durch Zugabe zum Serum eines gesunden Probanden der gleiche pathologische Ausfall der Reaktionen (z. B. der Mancke-Sommer-Probe) erzielt werden konnte, wie er bei schweren Leberschäden vorkommt. Andererseits konnte gezeigt werden, daß z. B. bei cholangitischer Zirrhose ein stark pathologischer Mancke-Sommer-Wert durch Zugabe von isoliertem $a2$-Globulin aus Normalserum „normalisiert" werden konnte. Damit konnte beispielsweise erklärt werden, warum bei einer cholangitischen Zirrhose ein stark pathologischer Wert von Serumlabilitätsreaktionen bei erneutem entzündlichen Schub und Verschlechterung des Krankheitsbildes, also wenn a-Vermehrungen neu auftreten, „normalisiert" oder „gebessert" wird. Lediglich für den Thymol-Trübungstest besteht nach allen bisherigen Untersuchungen eine Sondersituation insofern, als diese Reaktion durch eine Vermehrung der γ-Globuline bei gleichzeitigem Auftreten von β-Lipoproteiden pathologisch wird und hemmende Globuline bislang nicht bekannt sind.

Diese und zahlreiche andere Untersuchungen haben inzwischen Klarheit über Chemismus und Aussagewert von „Serumlabilitätsreaktionen" geschaffen und lassen nunmehr eine endgültige Bewertung zu:

– der pathologische Ausfall von Labilitätsreaktionen ist nicht leberspezifisch, sondern ausschließlich abhängig von

Reaktion	Reagentien	pH	Ionen-stärke μ	Serum-ver-dünnung	Serum-menge	Fördernde Globulinfraktionen	Hemmende Globulinfraktionen	Dauer
Alkalische Sublimat-fällungsreaktion (MANCKE-SOMMER)	HgCl$_2$ 25%ig NaCl 0,9%ig Na$_2$CO$_3$ 10%ig	9,8	0,15	1:20	0,9	Eu-γ-Globuline, γ	α	24 Std
Weltmannsches Koagulationsband	CaCl$_2$	~ 8,0	0,02– 0,002	1:50	1,1	γ	α, β, β_1 Muco- und Glykoproteide	15 min
Thymol-Trübungs-Test	Thymol-Veronal-Reagens	7,8 7,55	0,01	1:60	0,05	γ β-Lipide	–	30 min
Chepalin-Cholesterin-Test	Cephalin-Cholesterin-Emulsion 0,9%iges NaCl	~ 8,0	0,12	1:25	0,2	γ β_1	α_1-Lipoproteide	15 min
Zinksulfat-Reaktion	ZnSO$_4$-Veronalpuffer-Reagens	7,5	0,1	1:60	0,05	γ	–	30 min
Formolgel-Reaktion	Neutralisierte 40%ige Formalinlösung	~ 7,0	0,15	1:1,1	1,0	γ	(α, β)	24 Std
Grossche Probe	Hayemsche Lösung	~ 7,0	nicht gleich-bleibend		1,0	γ	α, β	3–5 min
Kolloidal-Gold-Reaktion	Veronalpuffer pH 7,7 Goldsol-Reagens	7,8	0,01	1:60	0,05	Eu-γ-Globuline, γ	α, β	24 Std
Scharlachrot-Reaktion	Veronalpuffer pH 7,53 Scharlachrot-Sol	~ 8,0	0,075	1:60	0,05	γ	–	24 Std
Cadmiumsulfat-Reaktion	CdSO$_4$ 0,4%ig	7,0	0,1	1:1,5	0,4	γ, β_2 α, β_2	β_1	5 min

der Vermehrung fördernder und hemmender Einflüsse verschiedener Globuline. Da diese nicht bekannt sind, besteht eine hohe Aussageunsicherheit,
- im Vergleich zu den nachstehend zu besprechenden neueren Möglichkeiten klinisch-chemischer Diagnostik auf dem Gebiet der Eiweißchemie sind die Labilitätsreaktionen so weit unterlegen und zum Großteil irreführend, daß heute keine Berechtigung mehr besteht, sie in Klinik und Praxis anzuwenden. Wenn überhaupt noch eine Anwendung diskutiert werden sollte, könnte diese nur für den Thymol-Trübungstest möglich sein.

Die Erörterung der Labilitätsreaktionen entspricht damit praktisch einer abschließenden Besprechung eines Kapitels der Laboratoriumsdiagnostik, das inzwischen durch neuere und weitaus bessere Verfahren abgelöst ist.
Seit 1950 hat sich die elektrophoretische Trennung der Serumeiweißkörper zunehmend als Standardmethode eingeführt und bewährt. Zwischen 1955 bis 1965 war sie praktisch das ausschließlich zu akzeptierende klinisch-chemische Verfahren zur Erfassung von Eiweißveränderungen bei Lebererkrankungen. Inzwischen ist die Methode weiterentwickelt und in so weitem Maße routinemäßig erprobt, daß ein abschließend bewertendes Urteil zum jetzigen Stand gegeben werden kann.
In der technischen Entwicklung ist in den letzten Jahren ein Fortschritt besonders dadurch erreicht worden, daß durch Verwendung des neuen Trägermediums Zelluloseazetat anstelle von Papier praktisch alle beobachteten Nachteile (Bindung von Eiweißkörpern an das Papier und damit „Schleppenbildung", mangelnde Transparenz und damit zu hohe apparente Globulinwerte; lange Trennzeiten u. a.) behoben werden konnten. Heute stehen Standardverfahren der Mikrozonen-Technik zur Verfügung, die es gestatten, Serienuntersuchungen mit kurzen Trennzeiten um 20 Minuten mit optimaler Auswertemöglichkeit durchzuführen. Diese Verfahren sind so optimiert und reproduzierbar anzuwenden, daß frühere Aussagen (WUHRMANN), daß „jedes Laboratorium eigene Haus-Normalwerte" habe, hinfällig geworden sind: die Aufrechterhaltung derartiger Aussagen würde nur über eigene technische Schwierigkeiten und mangelhafte analytische Arbeitsweise hinwegtäuschen. Als Beispiel für die Übereinstimmung von Werten verschiedener Laborato-

Tabelle 2 Normalwerte der Serumelektrophorese. Vergleich von Papier- und CAF-Elektrophorese
Kn = eigene Untersuchungen
A¹ und A² = Ergebnisse von Prof. ALY, Tübingen

Untersucher	n	Angabe als	Präalbumin	Albumin	Globuline				
					α_1	α_2	β	γ	
Kn	500	$\bar{x}$	–	56,5	5,6	8,1	11,8	18,0	Papier- CAF-Elektrophorese
		s	–	1,9	0,86	1,10	0,98	1,60	
Kn	1108 m: 602 w: 506	$\bar{x}$	3,1	63,8	2,4	6,0	8,7	15,60	
		s	0,69	2,76	0,49	0,92	0,91	1,48	
A¹	61	$\bar{x}$	1,6	64,12	3,31	6,34	8,38	16,90	
		s	0,82	3,77	0,52	1,45	1,08	2,02	
A²	61	$\bar{x}$	1,55	63,87	2,58	6,20	8,34	17,47	
		s	0,85	3,41	0,72	1,37	0,97	1,82	

A¹ = konventionelle Auswertung
A² = Auswertung durch IB$\overline{\text{M}}$ 1802

rien sind in Tabelle 2 Vergleichswerte (Elektrophoreselaboratorium der Medizinischen Universitäts-Klinik Tübingen[*] und eigenes Laboratorium) gegenübergestellt. Die Untersuchungen wurden mit der gleichen Methodik (Mikrophor-Verfahren, Geräte d. Fa. Boskamp – Gerätebau) und den gleichen Auswertegeräten (Extinktionsschreiber III mit Integralschreiber der Fa. Carl Zeiss) ausgeführt. Wenn man berücksichtigt, daß Untersuchungsergebnisse nicht kranker Probanden aus zwei verschiedenen Laboratorien gegenübergestellt werden und dabei alle Streufaktoren der untersuchten Kollektive, der Analysetechnik, der Auswertegeräte und des technischen Personals mit in die Ergebnisse eingehen, so ist die Übereinstimmung überzeugend. Übereinstimmende Ergebnisse liegen auch zu anderen Laboratorien vor, mit denen wir Vergleichsuntersuchungen durchgeführt haben.
Für die Bewertung elektrophoretischer Untersuchungsergeb-

---

[*] Herrn Prof. D. ALY (früher Tübingen, jetzt Wolfsburg) sei an dieser Stelle für die Überlassung der Werte bestens gedankt.

nisse (und gleichermaßen für Ergebnisse anderer eiweißchemischer Verfahren) muß eine kurze Erörterung biochemischer Voraussetzungen vorangestellt werden:
Zahlreiche richtungsweisende Versuche, so vor allem die Experimente von MILLER mit Leberexstirpation und Eviszeration von Versuchstieren, aber auch andere frühere und spätere Untersuchungen, haben gezeigt, daß das Albumin fast ausschließlich in der Leber gebildet wird (CAMPBELL); auch eine Reihe von Globulinen wird in der Leber gebildet, so Prothrombin, Coeruloplasmin, Fibrinogen u. a. Die heute als leberabhängig angesehene Pseudocholinesterase verhält sich zumindest analog wie Albumin bei Leberschäden.
Im Gegensatz dazu erfolgt die Bildung der γ-Globuline (MILLER und BALE) — zumindest zum überwiegenden Teil — — außerhalb der Leber. Es liegen zahlreiche gut belegte Untersuchungsergebnisse vor, die zeigen, daß in der normalen Leber praktisch keine γ-Globuline gebildet werden, und daß nur bei gewissen Formen von Lebererkrankungen geringe Mengen von γ-Globulinen im Mesenchym der Leber synthetisiert werden. Die Bildung von α- und β-Globulinen ist größtenteils ebenfalls erforscht; diese Globuline werden teils intrahepatisch, teils extrahepatisch gebildet.
Unter Berücksichtigung dieser Voraussetzungen kann man für die Bewertung elektrophoretischer Untersuchungsergebnisse bei Lebererkrankungen folgende Bewertungskriterien festlegen:

– von Bedeutung ist die Beurteilung des quantitativen Gehalts an Albumin im Serum; erfahrungsgemäß steht dieser Wert zur Dauer und Intensität von Leberschädigungen in guter Korrelation. Besonders bei chronisch verlaufenden und das ganze Leberparenchym gleichmäßig (diffus) ergreifenden Leberschäden gibt der absolute Albuminwert gute Hinweise,
– bei den meisten das ganze Leberparenchym gleichmäßig beeinflussenden Leberschäden nicht-toxischer Ätiologie kommt es fast regelmäßig zu mehr oder weniger stark ausgebildeten γ-Globulinvermehrungen. Diese Veränderung zeigt unterschiedlich starke Aktivierungen der γ-Globulin-synthetisierenden Zellsysteme an, vor allem in deren extrahepatischer Lokalisation. Diese Veränderungen sind nicht „leberspezifisch", nach zeitlicher und ursächlicher Wahrscheinlichkeitsverknüpfung aber „typisch"

für diese Gruppe von Leberschäden. Die höchsten Werte sieht man bei chronisch verlaufenden Hepatitiden mit schwerer Parenchymschädigung und vor allem bei Zirrhosen. Bleibt der Gesamteiweißgehalt normal, so ist das inverse Verhalten zum Albumin zumeist deutlich zu erkennen. Es gibt aber zahlreiche Fälle, bei denen es zugleich mit einem starken γ-Globulinanstieg zu einer Erhöhung des Gesamteiweißgehaltes des Serums kommt. Hier tritt also eine Steigerung der Gesamtproteinsynthese und anteilig der γ-Globulinsynthese ein; unter diesen Fällen befinden sich besonders häufig immunreaktive Lebererkrankungen. Schon hier muß darauf hingewiesen werden, daß aus der Intensität der γ-Vermehrung (relativ oder absolut) aber nicht auf das Vorliegen von immunologischen Vorgängen geschlossen werden kann,

- bei allen Formen von Lebererkrankungen kann es zu einer Zunahme von α-Globulinen kommen. Dabei handelt es sich – wie vergleichende Untersuchungen an einem großen Untersuchungsmaterial unter Berücksichtigung aller Kriterien ergeben – akutentzündliche Begleitwirkungen, die von der Art und dem Verlauf der Parenchymschädigung zumeist unabhängig sind.

Bei malignen Erkrankungen kommt es in der überwiegenden Zahl der Fälle zu deutlichen bis sehr starken α-Vermehrungen. Es handelt sich um einen Befund, der in dieser Art auch von nekrobiotischen Gewebszerstörungen anderer Lokalisation bekannt ist. Nur bei einem Teil der Fälle lassen sich Beziehungen zwischen Intensität der α-Vermehrungen und Art des Malignoms (Größe des Tumors, solider oder zerfallender Tumor, Grad der Umgebungsvaskularisation) herstellen.

Zirkumskripte (granulomatöse) Lebererkrankungen können lange Zeit ohne typische und deutlichere Veränderungen des Serumeiweißspektrums einhergehen.

Die Vermehrung der β-Globuline kommt vor allem bei Cholestase und Gallenwegsbefunden vor. Eine recht typische Dysproteinämieform findet sich bei den meisten Fällen von cholangitischer Zirrhose mit $\alpha 2$- und β-Zunahmen und einem direkten Übergang vom β-Globulin zur γ-Globulinfraktion in Form einer „Schulter" ohne abgrenzende Einsenkung zwischen den Fraktionen.

Metastasierungen anderer Tumoren in die Leber führen zumeist nur zu uncharakteristischen Befunden, in der

Mehrzahl der Fälle nicht zu stärkeren γ-Vermehrungen. Allerdings findet man (selten) Fälle von Lebermetastasierung, bei denen eine zunehmende Metastasierung von einem zunehmenden γ-Globulinanstieg begleitet ist, bis es schließlich bei subtotaler Durchsetzung der Leber mit Metastasen zu extremen γ-Vermehrungen kommt.

Das sog. „primäre Leberkarzinom" kann mit unterschiedlichen dysproteinämischen Veränderungen einhergehen. Auf die spezielle Diagnostik dieser Erkrankung wird später eingegangen.

— im Rahmen der eiweißchemischen Diagnostik bei Lebererkrankungen ist auf Grund der früheren grundsätzlichen Ausführungen die Bedeutung der Bestimmung von (Spontan-)Prothrombin, Cholinesterase u. a. Proteinen mit Bildungsort in der Leber verständlich.

Eine neue Möglichkeit zur eiweißchemischen Diagnostik bei Lebererkrankungen hat die Einführung der quantitativen Bestimmung der Proteine mit Hilfe der radialen Diffusion nach MANCINI gebracht. Dieses Verfahren verwendet eine immunchemische Reaktion, die Bildung eines Antigen-Antikörper-Präzipitats; es handelt sich aber — um irrtümliche Bewertungen auszuschließen — nicht um die Erfassung immunologischer Wirkungen. Dieses Verfahren ist heute (die antikörperhaltigen Agarplatten werden von zahlreichen Herstellern geliefert) im klinischen Laboratorium praktikabel, aber zeit- und kostenaufwendig. Zudem führt es nach unseren Untersuchungen (FATEH-MOGHADAM, LAMERZ und KNEDEL) nur zu eindeutigen und quantitativ mit geringer Streubreite auswertbaren Ergebnissen, wenn man verfahrenstechnische Voraussetzungen einhält, die aus Abbildung 1 erkennbar sind: 1. Messung der terminalen Präzipitationsfläche und nicht des Durchmessers (wobei für die Bestimmung der terminalen Präzipitationsfläche sowohl der innere als auch der äußere Durchmesser in zwei senkrecht aufeinander stehenden Vermessungen festgestellt werden muß), 2. Ermittlung der Beziehung zwischen Fläche und Antigenkonzentration nicht durch Einzeichnen in Millimeterpapier, sondern mit einem Rechnerprogramm (das von uns für die Kleinrechner Programma 101 von Olivetti, Tischrechner von Hewlett.-Packard und Wang 700 ausgearbeitet wurde und zur Verfügung steht) und 3. Vermessung sämtlicher

Werte nicht mit einer Meßlupe, sondern mit einem Meßmikroskop mit Streulichteinrichtung.

Korrelationskoeffizient

$$r = \frac{\Sigma xy - N\bar{x}\bar{y}}{\sqrt{(\Sigma x^2 - N\bar{x}^2)(\Sigma y^2 - N\bar{y}^2)}}$$

$-1 \leq r \leq 1$

Standardgerade
(lin. Regressionsgerade)

$y = A + Bx$ (y: Präzip. Fläche[mm²]
x: Konzentr.[mg%])

$A = \bar{y} - B\bar{x}$

$$B = \frac{\Sigma xy - N\bar{x}\bar{y}}{\Sigma x^2 - N\bar{x}^2}$$

$x = -\frac{A}{B} + \frac{1}{B} y$

Konz.　　　　Fläche

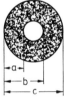

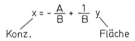

$F = \pi r^2 = \frac{\pi}{4} d^2$

Antigenkonzentration

d : innerer Durchmesser
D: äußerer Durchmesser
Fp : terminale Präzipitatsfläche

$Fp = Fp_D - Fp_d = \frac{\pi}{4}(D^2 - d^2)$

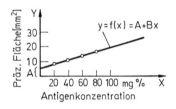

$d = b - a \qquad D = c$

$Fp = \left[\frac{\pi}{4} c^2 - (b-a)^2\right]$

$F\bar{p} = \frac{Fp_1 + Fp_2}{2} = \frac{\sum_{i=1}^{n} Fp_i}{N}$

Abb. 1 Quantitative Proteinbestimmung mit der radialen Immunodiffusion unter Verwendung der terminalen Präzipitationsfläche (Grundlagen für Bestimmung und Berechnung)

Bei Lebererkrankungen interessieren vor allem die Werte der Immunglobuline (γA, γG und γM). Darüber liegen inzwischen mehrere Veröffentlichungen vor (TOMASI, GLEICHMANN). Unsere Arbeitsgruppe (FATEH-MOGHADAM, LAMERZ, EISENBURG und KNEDEL) hat die Bedeutung der Immunglobuline für Diagnose und Verlaufsbeurteilung von Lebererkrankungen an einem größeren Krankengut unter Berücksichtigung verschiedener Gruppen der Lebererkrankungen (nach der heute üblichen Klassifizierung) untersucht. Die Ergebnisse sind in den Tabellen 3 und 4 darge-

Tabelle 3 Quantitative Immunglobulin-Bestimmungen bei Leberkrankheiten
Mittelwert (M), Standardabweichung (s) und Variationskoeffizient (V.K.) der Immunglobuline und ihrer Quotienten bei Normalpersonen und Patienten mit akuter Hepatitis (Gr. I), chronischer Hepatitis (Gr. II) und Leberzirrhose (Gr. III)
N = Anzahl der Bestimmungen im untersuchten Kollektiv

Ig, Quot.		Normalwert	Gr. I	Gr. II	Gr. III
	N	23	19	14	16
IgG	M	1270,0	1669,7	2249,6	2833,8
	s	174,6	735,5	872,2	1458,6
	V.K.	0,137	0,440	0,388	0,514
IgA	M	192,3	247,5	273,4	453,0
	s	50,2	63,8	127,9	232,5
	V.K.	0,261	0,358	0,468	0,513
IgM	M	159,3	336,2	231,4	184,4
	s	43,1	199,6	139,1	104,7
	V.K.	0,270	0,594	0,601	0,568
IgG/IgA	M	6,9	7,2	11,2	7,8
	s	1,6	3,8	10,0	5,3
	V.K.	0,227	0,530	0,901	0,678
IgG/IgM	M	8,5	7,7	12,2	22,8
	s	2,06	6,9	7,1	21,8
	V.K.	0,243	0,903	0,579	0,954
IgA/IgM	M	1,3	1,1	1,5	2,8
	s	0,4	0,9	1,3	1,8
	V.K.	0,343	0,789	0,822	0,639

stellt. Die Abbildung 2 zeigt die bei diesen Gruppen von Lebererkrankungen gefundenen Werte, und Tabelle 5 läßt erkennen, mit welchen Tendenzen in der Veränderung der Werte für die einzelnen Immunglobuline bei Lebererkrankungen zu rechnen ist.

Die Bestimmung von Proteinen mit der Immunoelektrophorese (qualitativ und halbquantitativ) und der Immunodiffusion (quantitativ) hat in letzter Zeit zusätzliche Möglichkeiten eröffnet. Zwei Globuline haben besondere diagnostische Bedeutung erlangt:

– die Bestimmung des Lipoproteins X, das bei Patienten mit Verschlußikterus als abnormales "low density lipoprotein" (SEIDEL) nachweisbar ist,

Eiweißchemische Untersuchungen

Tabelle 4 Signifikanz zwischen den Patientengruppen (siehe Tabelle 3) und der Norm sowie zwischen den Patientengruppen untereinander in bezug auf Immunglobuline und deren Quotienten (FISHER-Test). Statistisch signifikante Ergebnisse: fettgedruckt

Gruppe	Ig/Quot. IgG	IgA	IgM	IgG/IgA	IgG/IgM	IgA/IgM
I/Norm	0,2 > p > 0,1	0,05 > p > 0,025	0,02 > p > 0,01	0,9 > p > 0,8	0,8 > p > 0,7	0,7 > p > 0,6
II/Norm	**0,005 > p > 0,001**	0,1 > p > 0,05	0,2 > p > 0,1	0,3 > p > 0,2	0,2 > p > 0,1	0,6 > p > 0,5
III/Norm	**0,005 > p > 0,001**	**0,005 > p > 0,001**	0,6 > p > 0,5	0,7 > p > 0,6	0,1 > p > 0,05	0,7 > p > 0,6
I/II	0,05 > p > 0,025	0,5 > p > 0,4	0,2 > p > 0,1	0,2 > p > 0,1	0,1 > p > 0,05	0,3 > p > 0,2
I/III	**0,005 > p > 0,001**	**0,001 > p**	**0,01 > p > 0,005**	0,7 > p > 0,6	**0,01 > p > 0,005**	**0,005 > p > 0,001**
II/III	0,3 > p > 0,2	**0,02 > p > 0,01**	0,4 > p > 0,3	0,3 > p > 0,2	0,1 > p > 0,05	**0,05 > p > 0,025**

20 Eiweißchemische Untersuchungen

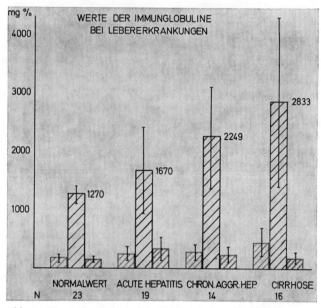

Abb. 2 Werte der Immunglobuline bei Lebererkrankungen unter Berücksichtigung verschiedener Gruppen. In den vier Gruppen bedeuten die Säulen jeweils von links: γA-, γG-, γM-Globulin

- die Bestimmung des α1-Fetoproteins, das beim „primären Leberkarzinom" aussagefähig ist. Alle unsere bisher untersuchten und gesicherten 7 Fälle von primären Leberkarzinom waren fetoprotein-positiv.

Aus neuesten Untersuchungen ergeben sich weiterreichende Hinweise. Während bei der Immunodiffusion oder der Gegenstrom-Immunelektrophorese Grenzwerte erfaßt werden, bei denen Aussagen zum Verdacht auf Vorliegen eines primären Leberkarzinoms gemacht werden können, können mit weit empfindlicheren Verfahren (Radioimmunoassay) Werte von $α_1$-Fetoprotein auch bei Normalen nachgewiesen werden, die um 10 ng/ml liegen. Mit dieser Doppel-Antikörpermethode fand MASSEYEFF signifikant höhere Werte bei Zirrhosen.

Diese Mitteilung muß unter dem Aspekt neuester tumorimmunologischer Untersuchungen gesehen werden, bei denen mit speziellen Verfahren und unter Anwendung von radioimmunologischer Technik verschiedene „tumorspezifische"

Tabelle 5 Tendenzen in der Veränderung der Immunglobuline bei Lebererkrankungen

	IgG	IgA	IgM	IgG/IgA	IgG/IgM	IgA/IgM
Akute Virushepatitis	nomal bis mäßig vermehrt	normal bis leicht vermehrt	stark vermehrt	normal bis leicht erhöht	normal bis leicht erniedrigt	normal bis deutlich erniedrigt
Chronische Hepatitis	mäßig bis stark vermehrt	mäßig bis leicht vermehrt	normal bis leicht vermehrt	normal bis deutlich erhöht	normal bis deutlich erhöht	hochnormal bis deutlich erhöht
Leberzirrhose	sehr stark vermehrt	stark erhöht	leicht vermindert bis erhöht	normal bis deutlich erhöht	deutlich bis stark erhöht	deutlich erhöht

bzw. „tumorassoziierte" Antigene nachgewiesen werden konnten: ein karzinoembryonales Antigen (CEA) bei Adenokarzinomen und anderen Tumoren, ein spezielles Glykoprotein bei Kolonkarzinom, fetale Sulfoglykoproteine bei Magenkarzinom und das Regan-Isoenzym bei Malignomen des Verdauungstraktes. Auch vom CEA kann beim Normalen ein Wert bis zu 2,5 ng/ml nachgewiesen werden, bei verschiedenen nichtmalignen Befunden ein höherer Wert; Malignome zeigen überwiegend Werte über 20 ng/ml dieser fetalen Proteine. Zukünftige Untersuchungen werden möglicherweise zeigen, daß bei regenerierenden Vorgängen bei Leberzirrhosen der Wert des a_1-Fetoproteins abhängig erhöht ist und daß erst bei malignen Prozessen des primären Leberkarzinoms ein bestimmter Wert überschritten wird, der dann auch den Nachweis mit dem Diffusionsverfahren ermöglicht.

Zusammenfassend kann gesagt werden, daß die elektrophoretische Serumeiweißuntersuchung auch in Zukunft und sicher noch für lange Zeit ihren Wert als globale Methode beibehalten wird. Mit einem methodisch relativ einfachen Verfahren gestattet sie Aussagen nach verschiedenen Kriterien und erbringt weitgehende Einblicke in die humorale Regulation. Die Bestimmung der Immunglobuline gestattet als weiterer Schritt einen quantitativen und differenzierenden Einblick in das Verhalten der einzelnen Komponenten des γ-Globulin-Systems, allerdings mit weitaus erheblicherem finanziellem und zeitlichem Aufwand. Die Bestimmung spezieller Proteine und Antigene ist heute bereits mit definierten Ergebnisbewertungen möglich; hier sind in Zukunft sicher weitere Fortschritte zu erwarten.

Der Stand und die Bedeutung immunologischer Untersuchungen bei Lebererkrankungen

Die Bemühungen, immunologische Reaktionen bei Lebererkrankungen nachzuweisen, gehen – allerdings ohne nennenswerte Ergebnisse – auf den Beginn des Jahrhunderts zurück. Erst in den letzten 20 Jahren und zunehmend in den letzten Jahren zeichnen sich eindeutige Erfolge der Immunologie in der Diagnostik und Charakterisierung von Lebererkrankungen ab.

Die ersten Hinweise auf besondere Verlaufsformen von Lebererkrankungen beginnen mit der Beschreibung des gehäuf-

ten Vorkommens chronischer Hepatitiden bei jungen Frauen durch WALDENSTROEM (1950); im gleichen Jahr wies KUNKEL auf die Besonderheit von Serumeiweißveränderungen hin und 1955 beschrieben JOSKE und KING den Nachweis des LE-Zellphaenomens bei verschiedenen Lebererkrankungen. BEARN wies als erster 1956 auf den generalisierten Charakter hin, der bei verschiedenen Formen der Lebererkrankungen auftreten kann, und READ machte 1963 auf den gleichzeitigen Befall mehrerer Organsysteme bei Lebererkrankungen aufmerksam. JOHNSON wies als erster Antikörper (gegen glatte Muskulatur) bei Lebererkrankungen nach.
Seither haben die speziellen Veröffentlichungen, die immunologische Fragestellungen bei Lebererkrankungen betreffen, stark zugenommen. Es besteht kein Zweifel mehr über das Vorkommen immunologischer Befunde, jedoch über ihre Bedeutung und Signifikanz. Diskrepanzen in der Aussage und Bewertung sind aber vor allem in der unterschiedlichen, zum Teil nicht standardisierten und teilweise auch sehr schwierigen und aufwendigen Untersuchungstechnik zu suchen.
Während verschiedene Autoren schon frühzeitig auf die auffällige Häufung falsch positiver Wassermann-Ergebnisse, positiver Coombs-Teste, Antistreptolysintiter und Rheumafaktor-Nachweise bei Lebererkrankungen hingewiesen hatten, konnten GAJDUSEK (1957) und GAJDUSEK und MACKAY (1958) mit Hilfe der Komplement-Bindungsreaktion organunspezifische Antikörper bei verschiedenen Fällen von Lebererkrankungen nachweisen. Diese Befunde wurden später durch zahlreiche Autoren bestätigt; gelegentlich wurde die Möglichkeit unspezifischer Wirkungen (z. B. durch aggregiertes γ-Globulin) erörtert.
Einen entscheidenden Fortschritt brachte die Einführung der Immunfluoreszenz in die immunologische Analytik bei Lebererkrankungen. Mit zunehmender Anwendung dieser Technik wurden bald auch eindrucksvolle Untersuchungsergebnisse erhoben, so z. B. von WALKER, DONIACH, ROITT und SHERLOCK, die 1965 erstmals mitochondriale Antikörper bei Kranken mit primärer biliärer Zirrhose feststellen konnten.
Inzwischen wurden aber auch Komplementbindungsreaktionen, Hämagglutinationsteste, Antiglobulin-Konsumptionsteste und zelluläre Funktionsteste methodisch so weitgehend

ausgearbeitet, geprüft und standardisiert, daß sie jetzt in weitem Rahmen angewendet werden können.
Diese Teste sind zumeist sehr arbeitsaufwendig und verlangen große Spezialkenntnisse und Erfahrungen. Eine Einführung dieser Untersuchungsverfahren zum jetzigen Zeitpunkt in die allgemeine klinisch-immunologische Routineuntersuchung ist daher noch nicht möglich; ihre Durchführung wird noch für längere Zeit Speziallaboratorien vorbehalten bleiben.

Tabelle 6 Zusammenstellung der wichtigsten Untersuchungsverfahren zur Erfassung immunologischer Reaktionen bei Lebererkrankungen

---

Immunfluoreszenz-Teste (IFL)

1. organunspezifische Antikörper gegen
   - • – Kerne
   - • – glatte Muskulatur
   - – Glomerula
   - • – Mitochondrien
   - – andere Antigene
2. organspezifische Antikörper gegen
   - – Mikrosomen der Parietalzellen (Magen)
   - – Mikrosomen der Epithelzellen (Schilddrüse)
   - – andere Antigene

Komplementbindungsreaktionen (KBR)

mit
 – Leber-Zytoplasmaextrakt
 – Nieren-Zytoplasmaextrakt
• – Mitochondrien
Hämagglutinationstest
 – Thyreoglobulin
• Antiglobulin-Konsumptionstest
Nachweis leberspezifischer Antikörper
Zelluläre Funktionsteste
 – Leukozyten-Migrations-Inhibitions-Test
 – Lymphozytentransformation mit PHA
Cardiolipin-AK
Rheumaserologie
 – RF-Latex-Test
 – Waaler-Rose-Test

HAA-Antigen
Mailand-Antigen
HA-Test

In Tabelle 6 sind die wichtigsten der heute verfügbaren Teste zur Erfassung immunologischer Reaktionen bei Lebererkrankungen aufgeführt. 5 Teste sind durch eine besondere Kennzeichnung (Punkt) hervorgehoben, deren Anwendung heute in erster Linie zu empfehlen ist, wobei aber z. B. die Aussage des Antiglobulin-Konsumptionstestes (der bei unseren eigenen Untersuchungen sehr brauchbare Ergebnisse erbrachte) z. T. umstritten ist. Mit der Cardiolipin-Reaktion, der Bestimmung der Rheumafaktoren, dem LE-Faktor-Nachweis und dem Thyreoglobulin-Nachweis kann man aber schon im weiteren Rahmen erste Hinweise auf allgemeine immunreaktive Wirkungen erhalten.
Die Immunfluoreszenz-Teste stehen unter den genannten Verfahren im Vordergrund. Wie DONIACH in einer soeben erschienenen Übersicht aussagt, gelingt es mit Hilfe des Nachweises antimitochondrialer Antikörper zuverlässig „autoimmune" Lebererkrankungen nachzuweisen. Dabei wird auf die drei verschiedenen für diese Untersuchung in Betracht kommenden Gruppen von Lebererkrankungen hingewiesen:
– die primäre biliäre Zirrhose,
– die chronisch-aggressive Hepatitis und
– die kryptogenetische Zirrhose.
Die Patienten mit primärer biliärer Zirrhose stellen eine homogene Gruppe mit weitgehend einheitlichen klinischen und histologischen Kriterien dar. Bei 93–94 % dieser Erkrankungen findet man eine positive Fluoreszenz der antimitochondrialen Antikörper, zum Teil mit sehr hohem Titer. Zusätzlich kommen aber auch Antikörper gegen Zellkerne und glatte Muskulatur vor (Abb. 3, s. Farbtafel I bei Seite 88).
Dieser einheitlichen Gruppe stehen die beiden anderen gegenüber: chronisch-aggressive Hepatitis und kryptogenetische Zirrhose. Dabei handelt es sich um klinisch und histologisch klassifizierte Krankheitsgruppen verschiedener Ätiologie. Auch bei diesen Gruppen gelingt es, durch Immunfluoreszenzuntersuchungen einen Teil der Fälle gegenüber den anderen abzugrenzen; diese positiven Fälle haben verschiedene Charakteristika mit der erstgenannten Gruppe gemeinsam, z. B. das starke Überwiegen junger weiblicher Patienten, das Auftreten weiterer Zeichen von Autoimmunität und auch Ähnlichkeiten im histologischen Befund. Die Angaben über den Anteil positiver Befunde in diesen beiden

Gruppen schwanken von Untersucher zu Untersucher und von Land zu Land. Im Durchschnitt liegt die Frequenz positiver Befunde der Fluoreszenz antimitochondrialer Antikörper bei etwa ¹/₄ aller Fälle; von verschiedenen Untersuchern sind hingegen häufiger positive Befunde der fluoreszierenden Antikörper gegen Zellkerne und glatte Muskulatur berichtet worden. Diese Angaben müssen in Beziehung gesetzt werden zur Frequenz positiver Nachweise antimitochondrialer Antikörper bei der gesunden Normalbevölkerung, die bei 0,7 % liegt (DONIACH).

Einen Überblick über Ergebnisse der Literatur, zusammengestellt aus repräsentativen Veröffentlichungen führender Forschergruppen, ergibt die Tabelle 7.

Inzwischen liegen auch Untersuchungen zum Nachweis antizytoplasmatischer Antikörper (SCHUMACHER) und von leberspezifischen Antigenen (MEYER ZUM BÜSCHENFELDE und MIESCHER) vor. Die dabei erzielten Ergebnisse tragen zur Zeit noch experimentellen Charakter und müssen durch weitere Untersuchungen gestützt werden.

Von besonderem Interesse ist die Anwendung von Techniken, wie sie bei Untersuchungen der zellulären Immunität üblich sind (Leukozyten-Migrations-Inhibitionstest, Rosetten-Test, Lymphozytenstimulierung mit PHA u. ä.; SØBORG und BENDIXEN; WARNATZ; MEYER ZUM BÜSCHENFELDE; SCHUMACHER). Erste Ergebnisse zeigen, daß mit diesen Untersuchungsmethoden immunologische Reaktionswirkungen erfaßt werden können (SMITH). Die Anwendung dieser Methoden wird aber wegen des besonderen Arbeitsaufwandes und schwieriger Technik auf spezielle Forschungsprobleme beschränkt bleiben.

Damit lassen sich bei Lebererkrankungen eindeutig Fälle abgrenzen, die sich von anderen unterscheiden durch

– besondere klinische Merkmale,
– besondere Geschlechts- und Altersverteilung,
– gleichzeitiges Vorkommen von Hinweisen auf andere Autoimmunerkrankungen,
– Hinweise auf genetische Vorbedingungen,
– familiäre Häufung
– Befall mehrerer Organsysteme
  und durch den Nachweis von positiven Befunden bei immunologischen Untersuchungen mit verschiedenen Techniken.

Tabelle 7 Ergebnisse immunologischer Untersuchungen bei verschiedenen Lebererkrankungen (kumulative Zusammenstellung der wichtigsten Arbeiten der Literatur; eigene Ergebnisse sind eingeschlossen)

Vorkommen von Antikörpern bei Leberkrankungen in % der Fälle	fluoreszierende Antikörper gegen					Antikörper gegen IgG	Antikörper gegen Thyreoglobulin
	Zellkerne	glatte Mukulatur	Mitochondrien	Glomerula	Gallengänge		
acute Hepatitis	2	1	3	—	—	8	8
chron. persistierende Hepatitis	—	2	1	—	—	1	—
unspez. reaktive Hepatitis	0	2	14	—	17	—	—
chron.-aggress. Hepatitis	64	} 68	26	21	} 47	21	11
postnekrotische Zirrhose	22		28			23	7
primäre biliäre Zirrhose	29	43	89	2	75	33	17
Polytransfundierte*	5	5	27	—	—	2	—
	PARONETTO DONIACH WITTINGHAM BOUCHIER *	DONIACH WITTINGHAM JOHNSON *	DONIACH WALKER PARONETTO KANTOR GOUDIE WITTINGHAM *	WITTINGHAM *	WITTINGHAM PARONETTO	BOUCHIER *	BOUCHIER *

* eigene Befunde   — = keine Angaben

Abgesehen von therapeutischen Aspekten, die zu diskutieren nicht Aufgabe dieses diagnostischen Beitrags ist, bietet die Gruppe von Patienten zahlreiche Möglichkeiten für grundsätzliche Erörterungen. DONIACH weist z. B. darauf hin, daß bei nahen Verwandten von Patienten mit primärer biliärer Zirrhose antimitochondriale Antikörper 8–10mal so oft nachgewiesen werden können, als in einer Vergleichsgruppe. WALDENSTROEM hat ermittelt, daß in Familien von Patienten mit Immunphänomenen bei Lebererkrankungen gehäuft Hyper-γ-Globulinämien vorkommen. Das Auftreten autoimmuner Marker in hoher Zahl oder mehrfach scheint somit auch von genetischen Voraussetzungen abhängig zu sein. Für die primäre biliäre Zirrhose wird heute eine ererbte Anomalie der Immunreaktion als ausreichend gesichert angesehen.

Von besonderem Interesse bei der Erörterung von Modellen zur Autoimmunreaktion bei Lebererkrankungen sind Vorstellungen, wie sie von SMITH u. a. auf Grund ihrer experimentellen Untersuchungsergebnisse postuliert werden. Diese sind in Abbildung 4 dargestellt. Danach entsteht durch die

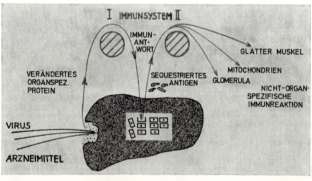

Abb. 4 Modell zum Ablauf der Immunreaktion bei Lebererkrankungen

Noxe (z. B. Virus oder Droge) ein verändertes organspezifisches Protein, das im Immunsystem eine Immunantwort bewirkt; durch Freisetzung eines sequestrierten Antigens wird nachfolgend als weitere Antwort des Immunsystems eine nicht-organspezifische Immunreaktion an Mitochondrien, Zellkernen, glatter Muskulatur und Glomeruli bewirkt. Die-

se sekundäre Immunreaktion wird durch die in diesem Abschnitt genannten Untersuchungsverfahren erfaßt.
Nach unseren Erfahrungen kann eine derartige Immunreaktion zunächst mit geringer Intensität und nachweisbar z. B. nur durch antimitochondriale Fluoreszenz beginnen und im weiteren Verlauf sowohl an Intensität als auch durch eine Verbreiterung der unspezifisch reagierenden Lokalisationen (Zellkerne, glatte Muskulatur) zunehmen. Wir haben derartige Fälle beobachtet, bei denen nach einer Hepatitis nach zunächst erfolgter histologischer Restitution die immunreaktiven Zeichen anhielten und sich verstärkten und anschließend erneut Zeichen einer Parenchymschädigung und ein Übergang in den Befund einer chronisch-aggressiven Hepatitis erkennbar wurden.

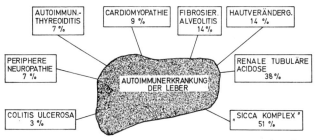

Abb. 5 Befall mehrerer Organsysteme bei Autoimmunerkrankungen der Leber

Berücksichtigt man besonders die postulierten genetischen Voraussetzungen, so wird es verständlich, daß bei zahlreichen Patienten mit immunreaktiven Zeichen die Mitreaktion mehrerer Organsysteme erkennbar wird. GOLDING u. a. haben das in ihrer Studie dargestellt. Die von ihnen ermittelten Befunde eines Mehrfachbefalls sind in Abbildung 5 wiedergegeben.
In dieser Gruppe fallen wohl auch die Fälle von Craig-Schiff-Boone-Syndrom, wie sie von LEONARD, REISSNER und ELLSWORTH sowie PERRY und HARTOG beschrieben und untersucht wurden.
Bei diesen Fällen wurde zusätzlich zur chronischen Hepatitis mit immunologischen Zeichen ein Hypoparathyreoidismus, eine Nebennierenrinden-Insuffizienz, eine Keratitis und eine Moniliasis gefunden. READ berichtete über das gleiche Krankheitsbild bei zwei Geschwistern.

Zusammenfassend kann darauf hingewiesen werden, daß mit heute zur Verfügung stehenden immunologischen Untersuchungsverfahren eine Gruppe von Patienten mit Lebererkrankungen erfaßt werden kann, die sich durch zahlreiche Charakteristika, vor allem aber durch positive immunologische Befunde von anderen abgrenzt. Es besteht kein Zweifel, daß in naher Zukunft immunologische Untersuchungsverfahren zunehmende Bedeutung in der Diagnostik der Lebererkrankungen finden werden und zu Ergebnissen führen werden, die von grundsätzlicher erkenntnis-theoretischer, aber auch von praktisch-klinischer Bedeutung sein werden.

Die Durchführung derartiger immunologischer Untersuchungen kann zur Zeit nur in spezialisierten Laboratorien erfolgen. Totzdem sollte man diese Möglichkeiten bei geeigneten Fällen nützen.

Herrn Priv.-Doz. Dr. P. A. BERG (Medizinische Univ.-Klinik Tübingen) sei an dieser Stelle für Beratung und Zusammenarbeit gedankt. In dieser Mitteilung sind Ergebnisse berücksichtigt, die Herr REINER FRANK in seiner an unserem Institut erarbeiteten Doktordissertation gewonnen hat.

Literatur

BEARN, A. G., H. G. KUNKEL, R. J. SLATER: The problem of chronic liver disease in young women. Amer. J. Med. 21 (1956) 3

CAMPBELL, P. N., J. R. SARGENT: Techniques in protein biosynthesis. Academic Press, London 1967

DONIACH, D.: Die klinische Bedeutung der antimitochondrialen Antikörper. Triangel 11 (1972) 29

FATEH-MOGHADAM, A., R. LAMERZ, J. EISENBURG, M. KNEDEL: Die Bedeutung der Immunglobuline für die Diagnose und Verlaufsbeurteilung von Leberkrankungen. Klin. Wschr. 47 (1969) 47

FATEH-MOGHADAM, A., R. LAMERZ, M. KNEDEL, B. BAUER: Zur Methodik der quantitativen Bestimmung von Serumproteinen mit dem radialen Immunodiffusionstest. (im Druck)

GAJDUSEK, D. C.: An auto-immune reaction against human tissue antigens in certain acute and chronic diseases. Nature 179 (1957) 666

GLEICHMANN, E., H. DEICHER: Differenzierung der Hyper-γ-Globulinaemie bei entzündlichen Lebererkrankungen. Klin. Wschr. 45 (1967) 684

GLEICHMANN, E., H. DEICHER: Quantitative Immunglobulinbestimmungen im Serum bei entzündlichen Leberkrankheiten. I. Normalwerte und Untersuchungen im Verlaufe der akuten Hepatitis. Klin. Wschr. 46 (1968) 171

GOLDING, P. L., R. BOWN, A. STUART-MASON: Studies on multi-system involvement in active chronic hepatitis and primary biliary cirrhosis In: Immunology of the liver. Hrsg.: M. SMITH, R. WILLIAMS. Heinemann, London 1971 (S. 194)

GRASSMANN, W., K. HANNIG, M. KNEDEL: Über ein Verfahren zur elektrophoretischen Bestimmung der Serumproteine auf Filtrierpapier. Dtsch. med. Wschr. 76 (1951) 33

JOHNSON, G. D., E. J. HOLBOROW, L. E. GLYNN: Antibody to smooth muscle in patients with liver disease. Lancet 1965/II, 878

JOSKE, R. A., W. E. KING: The "LE-Cell" phenomenon in active chronic viral hepatitis. Lancet 1955/II, 477

KNEDEL, M., F. W. BUBE: Modellversuche zum Reaktionsmechanismus von Serumlabilitätsproben. Klin. Wschr. 33 (1955) 64

KUNKEL, H. G., D. H. LABBY: Chronic liver disease following infectious hepatitis. Ann. int. Med. 32 (1950) 433

MANCINI, G., A. O. CARBONARA, J. F. HEREMANS: Immunochemical quantitation of antigens by single radial immunodiffusion. Immunochemistry 2 (1965) 235

MASSEYEFF, R.: Vortrag beim 9. Congrès International de Gastro-Entérologie, 1972 (Paris)

MEYER ZUM BÜSCHENFELDE, K. H.: Immunpathogenese chronisch-entzündlicher Lebererkrankungen. Ergeb. inn. Med. Kinderheilk. N. F. 32 (1972) 31

MEYER ZUM BÜSCHENFELDE, K. H., P. A. MIESCHER: Liver specific antigens. Purification and characterization. Clin. and exper. Immunol. 10 (1972) 89

MILLER, L. L.: In: Amino acid pools. Hrsg.: J. T. HOLDEN. Elsevier, Amsterdam 1962

MILLER, L. L., W. F. BALE: Zit. nach Molecular biology of human proteins. Hrsg.: H. E. SCHULTZE, J. F. HEREMANS. Elsevier, Amsterdam 1966

READ, A. E., S. SHERLOCK, C. V. HARRISON: Active juvenile cirrhosis considered as part of a systemic disease and the effect of corticosteroid therapy. Gut 4 (1963) 378

READ, A. E.: Clinical spectrum of auto-immune liver disease. In: Immunology of the liver. Hrsg.: M. SMITH, R. WILLIAMS. Heinemann, London 1971 (S. 1)

SEIDEL, D.: Vortrag beim 5. Meeting of the International Association for the Study of the Liver, 1972 (Versailles)

SMITH, M. G. M., A. L. W. EDDLESTON, R. WILLIAMS: Leucocyte migration in active chronic hepatitis and primary biliary cirrhosis. In: Immunology of the liver. Hrsg.: M. SMITH, R. WILLIAMS. Heinemann, London 1971 (S. 135)

SOBORG, M., G. BENDIXEN: Human lymphocyte migration as a parameter of hypersensitivity. Acta med. scand. 181 (1968) 135

SCHUMACHER, K.: Die Bedeutung immunologischer Reaktionen für Diagnose und Pathogenese der chronischen Hepatitis. Klin. Wschr. 47 (1969) 949

TOMASI, T. B., W. A. TISDALE: Serum γ-globulins in acute and chronic liver disease. Nature 201 (1964) 834

WALDENSTROEM, J.: Leber, Blutproteine und Nahrungseiweiß. Verh. Dtsch. Ges. Verdau. u. Stoffwechselkr. 15 (1950)

WALKER, J. G., D. DONIACH, J. M. ROITT, S. SHERLOCK: Serological tests in diagnosis of primary biliary cirrhosis. Lancet 1965/I, 827

WARNATZ, H.: Der Lymphozytentransformationstest bei chronischer Hepatitis. 3. Lebersymposium Vulpera 1968. Thieme, Stuttgart 1969 (S. 90)

WUHRMANN, F.: Vortrag Tagung f. Laboratoriumsdiagnostik 1954

Enzym-Diagnostik bei Lebererkrankungen

Von E. Schmidt und F. W. Schmidt

Für den Patienten gibt es nur zwei diagnostische Methoden: mäßig unangenehme und sehr unangenehme. Für den Arzt solche mit geringer oder mit großer Aussagekraft und Treffsicherheit. Unter beiden Aspekten haben Enzymbestimmungen zur Diagnostik von Lebererkrankungen besonderes Gewicht. Die Belästigung des Patienten ist gering, und als Beleg für den diagnostischen Wert könnte man anführen, daß von den 500 Millionen klinisch-chemischen Untersuchungen, die 1971 in der Bundesrepublik durchgeführt wurden, etwa 40 % Enzymbestimmungen waren. 40 %, das sind 200 Millionen Enzymbestimmungen oder ca. 4 Bestimmungen pro Kopf der Bevölkerung.

Leider sind wir nicht davon überzeugt, daß diese Vielzahl von Bestimmungen wirklich als Beleg für den praktischen Wert der Methode betrachtet werden kann. Dabei zielen die Zweifel nicht so sehr auf die methodische Seite, obwohl auch hier manches verbesserungswürdig ist, sondern auf die Interpretation der gemessenen Daten. Eine Beurteilung nach dem Muster: normale Enzymaktivitäten schließen eine Lebererkrankung aus, erhöhte Werte zeigen eine „Hepatopathie" an – wird der aufgewendeten Arbeit nicht gerecht und ist überdies falsch.

Gerade die Lebererkrankungen sind eine Domäne der Enzymdiagnostik, da uns hier drei verschiedene Enzymgruppen zur Verfügung stehen. Einmal die *Zellenzyme*. Die Leberparenchymzellen haben nicht nur eine besonders reiche und vielfältige Enzymausstattung, sondern ihre große Oberfläche steht in den Sinusoiden auch in direktem Kontakt mit dem strömenden Blut. Zell-Enzyme, die aus den Leberzellen austreten, erscheinen unmittelbar im Plasma. Daher führen bereits sehr geringe Veränderungen der Zellpermeabilität zu einem Anstieg von Zell-Enzymen im Serum (7, 11).

Die zweite Gruppe von Enzymen reflektiert eine *spezifische Leberfunktion:* Die Synthese und Sekretion von Enzymen in das Plasma. Da die Halbwertszeiten dieser plasmaspezifischen Enzyme, besonders die der Gerinnungsfaktoren, wesentlich kürzer ist als die anderer „Exportproteine" der Leber, z. B. des Albumins, zeigt der Abfall dieser Enzyme sehr früh und sehr empfindlich eine Beträchtigung dieser Leberleistung an (2, 3).

Die dritte Gruppe von Enzymen ist unter dem Namen *„Cholestase anzeigende Enzyme"* bekannt. Es ist richtig, daß sie beim Gallengangsverschluß und bei anderen Formen der Cholestase im Serum ansteigen. Andererseits jedoch kann man z. B. auch erhöhte Aktivitäten im Serum finden, wenn keine Cholestase nachweisbar ist. Weiterhin wissen wir, daß die Aktivität der alkalischen Phosphatase im Serum nicht deswegen ansteigt, weil sie nicht durch die Leber in die Galle ausgeschieden werden kann. Ihre Halbwertszeiten im Serum sind auch beim Gallengangsverschluß unverändert (1). Der Anstieg dieser vorzugsweise membrangebundenen Enzyme, Alkalische Phosphatase (AP), Leucinaminopeptidase (LAP) und Gamma-Glutamyltranspeptidase (γ-GT bzw. GGTP) wird heute zwei Prozessen zugeschrieben: Einmal einer reaktiv vermehrten Neusynthese (5) dieser Enzyme in den Leber- und Gallengangszellen und einer Zunahme der Zellpermeabilität.

Beide Prozesse können durch eine Cholestase ausgelöst werden, finden sich aber auch bei anderen Formen der Zellschädigung.

Durch die Bestimmung von Enzymen aus diesen drei Gruppen erhalten wir Informationen über den aktuellen Zellschaden, über die Leistung der Leber zur Synthese von Sekretproteinen und über die Reaktion der Leber auf eine Cholestase oder eine andere Noxe. Dabei ergeben sich typische Enzymrelationen oder Enzymmuster.

Die charakteristischen Veränderungen bei der unkomplizierten akuten Virushepatitis sind allgemein bekannt. Die Aktivitäten der beiden Transaminasen steigen auf mehrere Hundert U/l, die Aktivität der Glutamat-Pyruvat-Transaminase (GPT) ist höher als die der Glutamat-Oxalazetat-Transaminase (GOT) (mit Ausnahme der Frühphase, der wir jedoch selten begegnen). Die Glutamat-Dehydrogenase (GLDH) ist im Vergleich zu den Transaminasen nur gering erhöht. Der Transaminasen/GLDH-Quotient übersteigt 50. Die Lactat-Dehydrogenase (LDH) zeigt einen unerwartet geringen Anstieg, der durch die rasche Elimination der Leber-LDH bedingt ist. Die Cholinesterase (CHE) sinkt nur in den unteren Normbereich, die alkalische Phosphatase und

34 Enzym-Diagnostik bei Lebererkrankungen

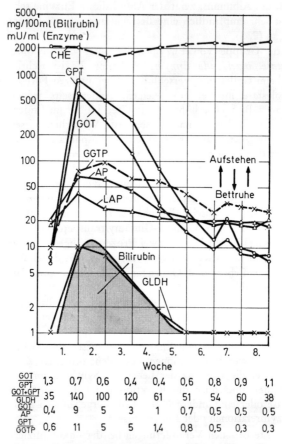

Abb. 1   Typischer Verlauf einer akuten Hepatitis

die LAP sind nur gering vermehrt, auch die γ-GT nur auf das 4- bis 6fache. Die Bedeutung der γ-GT liegt, außer für differentialdiagnostische Überlegungen, darin, daß sie deutlich langsamer als die Transaminasen zur Norm absinkt. Sie ist daher der beste Indikator für die klinische Ausheilung. Fallen ihre Aktivitäten trotz sonst unauffälligen Verlaufs nicht zur Norm ab, muß ein beginnendes Rezidiv oder ein Übergang in eine persistierende Entzündung vermutet werden.

Enzym-Diagnostik bei Lebererkrankungen 35

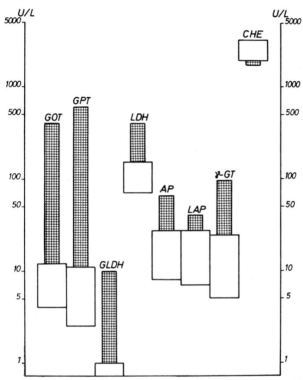

Abb. 2 Enzymmuster im Serum. Akute ikterische Virushepatitis

Die Abbildung 2 zeigt das Enzym-Muster der akuten Virushepatitis. In gleicher Form, mit nur geringeren Ausschlägen, findet man es auch bei den anikterischen Virushepatitiden.
Die akute Virushepatitis mit cholestatischem Einschlag zeigt höhere Aktivitäten der beiden Transaminasen. Die Aktivität der GOT erreicht nahezu die der GPT. Anstatt in der zweiten bis dritten Woche des Ikterus abzusinken, bleiben die Aktivitäten der Zellenzyme längere Zeit erhöht, so daß die Kurve keinen Gipfel, sondern eher ein Plateau zeigt. Die CHE ist deutlich vermindert. Zu den Zeichen der schweren Leberzellschädigung treten die der Cholestase hinzu mit hohen Aktivitäten der AP, LAP und γ-GT. Jedoch bleibt die „hepatitische" Relation der Transaminasen zur GLDH und der γ-GT zur GOT erhalten und erlaubt so eine klare Zuordnung des Krankheitsbildes.

Der nekrotisierende Typ der Virushepatitis entwickelt sich häufig aus einem primär unverdächtig erscheinenden Verlauf. Er kann jedoch frühzeitig an der Umbildung des typisch hepatitischen in das Muster der Lebernekrose erkannt werden: Die Aktivitäten der GOT rücken weiter an die der

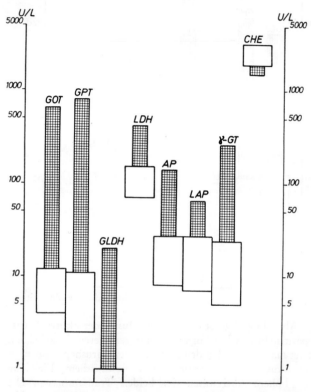

Abb. 3   Enzymmuster im Serum. Akute Virushepatitis: cholestatische Verlaufsform

GPT, die LDH zeigt hohe Aktivitäten und besonders die GLDH steigt mehr und mehr an. Der DeRitis-Quotient klettert auf und auch über 1, der Transaminasen/GLDH-Quotient fällt unter 50. Die Aktivität der CHE sinkt auf kritische Werte unter 1000 U/l. Die sogenannten „Cholestase"-Enzyme zeigen nur geringe Veränderungen, besonders bei einem fulminanten und fatalen Verlauf. Deutlich anstei-

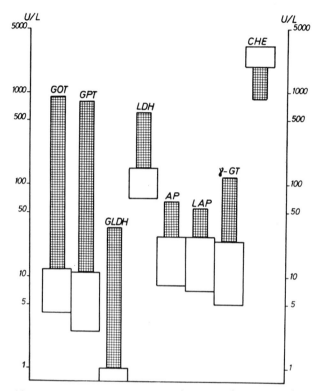

Abb. 4 Enzymmuster im Serum. Akute Virushepatitis: nekrotisierende Verlaufsform

gende Aktivitäten der γ-GT finden sich erst in den abklingenden Phasen der Erkrankung. Sie gehen in etwa parallel mit einem langsamen Wiederanstieg der CHE.
Diese verschiedenen Typen der Virushepatitis müssen von anderen Lebererkrankungen mit ebenfalls hohem Anstieg der Transaminasen-Aktivitäten im Serum differenziert werden. Unsere Aussage, daß die Virushepatitis sich durch einen hohen Anstieg der Transaminasen auszeichnet, ist nach wie vor richtig, sie ist jedoch nicht umkehrbar.
Eine der praktisch wichtigsten Differentialdiagnosen ist die Abgrenzung der akuten Virushepatitis gegen den dystrophischen Schub einer bereits chronischen Leberentzündung. Nicht selten hört man die Meinung, daß dies mit Hilfe der Funktionsdiagnostik nicht möglich wäre (6).

Enzym-Diagnostik bei Lebererkrankungen

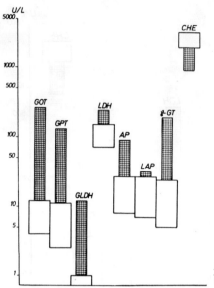

Akuter Schub bei Leberzirrhose

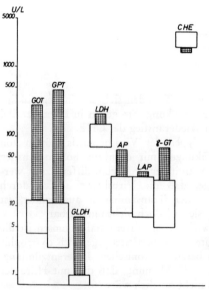

Abb. 5 Enzymmuster im Serum. Akute Virushepatitis

Nicht allein die Höhe des Anstiegs der Enzym-Aktivitäten im Serum, sondern vor allem auch die Relationen der Enzyme zueinander zeigen gut erkennbare Unterschiede. Um das zu verdeutlichen, sind in Abb. 5 die Muster einer Virushepatitis und eines dystrophischen Schubes bei Zirrhose mit annähernd gleich hohen Aktivitäten der GOT im Serum einander gegenübergestellt. Bei letzterem bleibt der GOT/GPT Quotient in der Regel über 1, und man vermißt sein Absinken bei fallenden Transaminasen-Aktivitäten, im Gegenteil: Die Aktivität der GPT fällt meist rascher ab als die der GOT. Der Transaminasen/GLDH-Quotient ist niedriger als bei der akuten Virushepatitis, infolge der relativ höheren Aktivitäten der GLDH durch den dominierenden schweren Einzelzellschaden. Auch die Aktivität der CHE ist deutlich niedriger.

Ganz abgesehen von den weiteren Hilfen, die uns die Immunologie liefert (4, 12), sollten diese Unterschiede im Enzymmuster mindestens den Verdacht auf das Vorliegen einer chronisch entzündlichen Lebererkrankung erwecken.

Eine weitere Differentialdiagnose, die zunehmend an Bedeutung gewinnt, ist die zwischen einer virogenen und einer toxischen Hepatitis, besonders einer alkoholtoxischen Hepatitis.

Auf den ersten Blick gleicht das in Abb. 6 dargestellte Enzymmuster einer akuten alkoholtoxischen Hepatose bei chronischem Alkoholismus dem der akuten Virushepatitis. Es war hier auch die Einweisungsdiagnose. Aber es zeigen sich jedoch deutliche Unterschiede, die entweder als Hinweis für einen akuten Schub der Zirrhose interpretiert werden müssen, wie z. B. der sehr hohe GOT/GPT Quotient und der rasche Abfall der CHE oder wahrscheinlicher als Ausdruck einer akuten alkoholtoxischen Hepatose. Weitere Anzeichen hierfür sind die niederen Aktivitäten der GLDH und die sehr hohen der γ-GT, ebenso der schnelle Wiederanstieg der CHE.

Laparoskopisch zeigt sich hier eine ausgeprägte Fettleber, histologisch eine massive Fettinfiltration und ein deutlicher Parenchymzellschaden, daneben eine geringe Fibrose, aber – zumindest in der akuten Phase – keine wesentliche Entzündung. Die Bezeichnung dieser Krankheitsbilder als Alkohol-Hepatitis ist zwar geläufig, aber kaum treffend. Im wesentlichen zeigt sich nur eine Schädigung der Parenchym-

40 Enzym-Diagnostik bei Lebererkrankungen

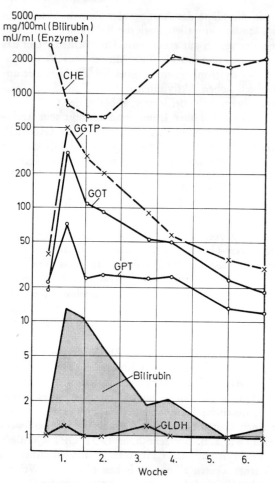

Abb. 6 W. G.: Toxische Hepatose bei Äthylismus

zellen. Die Mesenchymreaktion ist zu gering, um die Klassifizierung als Hepatitis zu rechtfertigen.

Die Mehrzahl der akuten Intoxikationen durch Chemikalien oder durch Phytotoxine läßt sich bereits aus der Anamnese diagnostizieren, z. B. die Vergiftungen mit Tetrachlorkohlenstoff oder durch Pilze. Bei diesen schwersten Schäden entspricht das Enzymmuster im Serum praktisch dem der Leber.

Die Abb. 7 zeigt das Enzymmuster eines Patienten, der, nachdem er seine Küche neu gestrichen hatte, seine Kleider und sich selbst in CCl₄ wusch. Der Anstieg der Zellenzyme, besonders der Anstieg der mitochondrialen GLDH ist sehr hoch. Dagegen ist die AP normal, und die γ-GT nur auf das

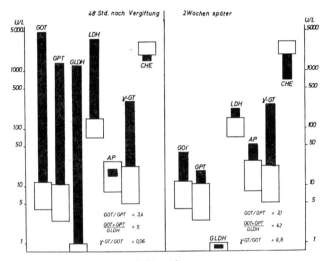

Abb. 7 Enzymmuster CCl₄-Vergiftung

12fache erhöht. Vom dritten Tag an fielen die Zellenzyme, nahezu ihren Halbwertszeiten entsprechend, rasch ab, während AP und LAP mäßig anstiegen. Die drastische Reduktion der funktionellen Leberzellmasse führte zu einem Abfall der CHE auf ein Drittel der Norm innerhalb von zwei Wochen bei gleichzeitigem Anstieg des Bilirubins auf über 30 mg/100 ml.

Während so schwere Intoxikationen seltene Ereignisse sind, sieht man recht häufig, besonders als Medikamenten-Nebenwirkungen, leichter ausgeprägte toxische Leberschäden, die klinisch, biochemisch und auch morphologisch ein sehr buntes Bild bieten, das von einer gerade angedeuteten Cholestase über hepatitisähnliche Schäden mit oder ohne Cholestase bis zur fortschreitenden chronischen Entzündung reichen kann.

Erfreulicherweise ist häufig die Leberschädigung sehr flüchtig, so daß kein zwingender Grund besteht, eine indizierte Therapie abzubrechen.

Die Abb. 8 zeigt hierfür ein typisches Beispiel. Bei der Streptokinasetherapie arterieller Verschlüsse reagiert die Mehrzahl der Patienten mit einem deutlichen Anstieg der Enzymaktivitäten im Serum und der Bromthaleinretention, aber ohne Hyperbilirubinaemie oder sonstige Schädigungszeichen. Trotz Weiterführung der Therapie bilden sich diese Veränderungen innerhalb weniger Tage zurück und haben sich spätestens nach zwei Wochen wieder normalisiert.

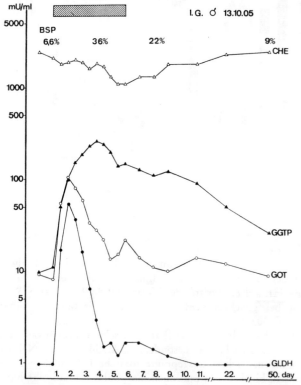

Abb. 8   Flüchtige Leberschädigung bei Streptokinasetherapie

Die Abb. 9 zeigt links oben noch einmal das Enzymmuster dieser Schädigung im Vergleich zu drei anderen Typen medikamentöser Leberschädigung. Das rechte oben dargestellte Muster ist Ausdruck einer intrahepatischen Cholestase bei reaktiver Hepatitis. Wir haben es besonders unter thyreo-

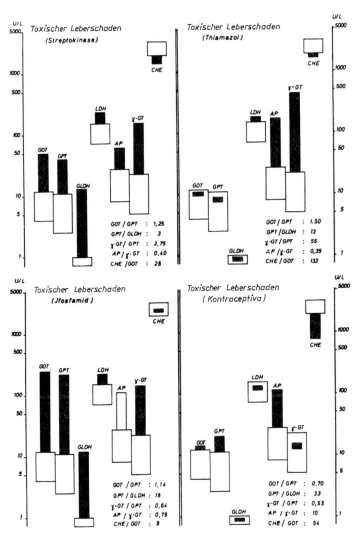

Abb. 9 Enzymmuster bei toxischer medikamentöser Leberschädigung

statischer Therapie, aber auch nach Verabreichung anderer chemisch sehr differenter Verbindungen gesehen. Diese Schädigung heilt in der Regel innerhalb weniger Wochen ohne funktionelle oder morphologische Residuen aus. Wesentlich schwerer, glücklicherweise aber auch sehr selten, ist eine toxische Leberschädigung, die wir bei immunsuppressiver Therapie der chronischen Polyarthritis beobachteten (10). Das Enzymmuster ist links unten dargestellt. Obwohl hier die Therapie sofort abgebrochen wurde, lief der toxischentzündliche Prozeß über mehrere Monate.

Das letzte Muster (unten rechts) zeigt eine intrahepatische Cholestase und Einschränkung der Proteinsekretion, wie man sie nach Einnahme von Kontrazeptiva beobachten kann. Diese Frauen neigen auch zur Entwicklung eines idiopathischen Schwangerschaftsikterus, der ein gleiches Enzymmuster zeigt. Besonders bemerkenswert ist die niedere Aktivität der γ-GT, die eine Unterscheidung von anderen Formen der cholestatischen Hepatose erlaubt. Die Cholestase nach Ovulationshemmern ist nicht so harmlos wie der idiopathische Schwangerschaftsikterus. Man sollte sie daher früh diagnostizieren und das Medikament absetzen.

Letztlich die Abgrenzung der Hepatitis vom Verschlußikterus. Bei typischem klinischen Bild kann sie sehr einfach sein, manchmal gibt es aber auch hier Probleme, da sich auch beim frischen Gallengangsverschluß, besonders im Anschluß an Koliken, in der Regel beträchtlich erhöhte Enzymaktivitäten nachweisen lassen. Zugleich ist aber auch ein unproportional hoher Anstieg der GLDH zu beobachten, so daß der Transaminasen/GLDH-Quotient unter 20 fällt. In dieser ersten Phase der Obstruktion ist die Aktivität der AP nur gering erhöht. Die charakteristischen hohen Aktivitäten erreicht dieses Enzym erst später, wenn die Transaminasen und die GLDH bereits wieder zur Norm abfallen.

Tabelle 1   Differentialdiagnose des Ikterus

	$\dfrac{\text{GOT} + \text{GPT}}{\text{GLDH}}$
Akute Virushepatitis (auch cholestatische Verlaufsform)	über 50
Akuter Schub bei chronischer Hepatitis und Leberzirrhose	30—40
Cholestatische Hepatose	40—50
Verschlußikterus (benigne und maligne)	5—15
Metastasen-Leber	unter 10

Der niedere Transaminasen/GLDH-Quotient ist nach unseren Erfahrungen der beste funktionelle Indikator des akuten Gallengangsverschlusses.
Die alte Kontroverse, ob Enzymbestimmungen auch zur Diagnostik chronischer Lebererkrankungen nützlich sind, schwelt zwar weiterhin in der Literatur, in der Praxis jedoch werden an allen Kliniken auch bei Verdacht auf das Vorliegen einer chronischen Lebererkrankung zuerst Enzymbestimmungen durchgeführt. Es ist richtig, daß auch bei aktiven chronisch entzündlichen Prozessen gelegentlich normale Enzymaktivitäten beobachtet werden. Dies ist aber ein seltener Befund, der in unserem Krankengut unter 4 % liegt. Verglichen mit anderen Methoden ist damit die Treffsicherheit sehr hoch.
Was bieten bei den chronischen Lebererkrankungen die Enzymbestimmungen für die Differentialdiagnose?
Die erste Frage, die sich hier stellt, ist, ob noch eine chronische Hepatitis oder schon eine Zirrhose vorliegt. Da der Übergang von dem einen zum anderen Krankheitsstadium graduell erfolgt, können nicht nur morphologisch sondern auch funktionell alle Übergangsstadien beobachtet werden. Damit kann im Einzelfall eine sichere Differenzierung schwierig werden, obwohl sich die Muster der klassischen Krankheitsbilder gut unterscheiden lassen.
Die wesentlichsten Unterscheidungsmerkmale zeigt Tab. 2.
Der GOT/GPT-Quotient, der bei der chronischen Hepatitis um 1 spielt, zeigt mit fortschreitendem Umbau eine Anstiegstendenz mit einem Durchschnittswert von über 2. Bei mehr als 70 % der Patienten liegt der Quotient über 1.5. Die Aktivität der Cholinesterase fällt bei der kompensierten Zirrhose auf 1000 U/l, noch tiefer bei der dekompensierten Zirrhose, während bei den chronischen Hepatitiden nahezu $^2/_3$ der Patienten annähernd normale Aktivitäten aufweisen
– nekrotische Schübe ausgeklammert.
In der Verminderung reaktiver und regenerativer Prozesse bei Konsolidierung des Bindegewebes vermuten wir den Grund für die absinkenden Aktivitäten der γ-GT bei der kompletten Zirrhose. Damit fällt, trotz einer gleichzeitigen Abnahme der Aktivität der GOT, der γ-GT/GOT-Quotient auf die Hälfte des bei den chronischen Hepatitiden geläufigen Wertes.
In Tabelle 2 wurden die verschiedenen Formen von chronischer Hepatitis und Zirrhose zusammengefaßt. Verständ-

46 Enzym-Diagnostik bei Lebererkrankungen

Tabelle 2

	Zirrhose n = 131	chronische Hepatitis n = 154
GOT/GPT (Mittelwert)	2,26	1,10
GOT/GPT über 1,5	72 %	26 %
CHE-Aktivität (Mittelwert)	1166 U/L	1783 U/L
CHE-Aktivität unter 1600 U/L	79 %	31 %
y-GT-Aktivität (Mittelwert)	125 U/L	256 U/L
y-GT/GOT (Mittelwert)	3,3	7,1
BSP-Retention nach 45' über 20 %	64 %	28 %
ICG-Halbwertszeit über 6 Minuten	86 %	15 %
y-Globuline über 25 relativ-%	74 %	34 %

licherweise streuen die individuellen Werte um die angegebenen Durchschnitte. Trotzdem lassen sich die charakteristischen Relationen bei ¾ der Patienten nachweisen. Die Differentialdiagnose der chronischen Hepatitiden zielt vor allem auf die Diskriminierung von chronisch persistierender, chronisch aggressiver und chronischer Fettleberhepatitis (chronisch alkoholischer Hepatitis).

Tabelle 3

	chronisch-aggressive Hepatitis n = 36	chronisch-persistierende Hepatitis n = 11
GOT (Mittelwert)	122 U/l	43 U/l
GLDH (Mittelwert)	7,7 U/l	2,4 U/l
y-GT (Mittelwert)	171 U/l	31 U/l
y-GT/GOT	2,4	0,8
BSP-Ret. n. 45' (Mittelwert)	28 %	11 %
IgA (Mittelwert)	3,7 mg/ml	3,4 mg/ml
IgG (Mittelwert)	36 mg/ml	16 mg/ml

Enzym-Diagnostik bei Lebererkrankungen 47

In der Regel läßt sich eine chronisch aggressive Hepatitis von einer chronisch persistierenden Hepatitis schon durch die höheren Aktivitäten der beiden Transaminasen abgrenzen. Bei geringer entzündlicher Aktivität, z. B. unter Azathioprin-Therapie, bietet der γ-GT/GOT-Quotient eine gute Hilfe. Er ist – unabhängig von der absoluten Höhe der Enzymaktivitäten – bei der chronisch aggressiven Hepatitis dreimal höher.

Tabelle 4

	chronisch-persistierende Hepatitis n = 11	Fettleber-Hepatitis n = 23
GOT (Mittelwert)	43 U/l	23 U/l
GLDH (Mittelwert)	2,4 U/l	2,4 U/l
y-GT (Mittelwert)	31 U/l	319 U/l
y-GT/GOT (Mittelwert)	0,8	16
BSP-Ret. n. 45' (Mittelwert)	11 %	15 %
IgA (Mittelwert)	3,4 mg/ml	5,1 mg/ml
IgG (Mittelwert)	16 mg/ml	24,5 mg/ml

Noch ausgeprägter sind die Unterschiede dieses Quotienten zwischen der chronisch persistierenden und der chronisch äthylischen Hepatitis. Bei den alkoholischen Leberschäden sind die Aktivitäten der Transaminasen meist nur gering, die der γ-GT jedoch stark erhöht. Daher findet man hier einen 20fach höheren γ-GT/GOT-Quotienten als bei der chronisch persistierenden Hepatitis.

Tabelle 5

	alkohol-toxisch n = 55	hepatitisch n = 49
GOT/GPT (Mittelwert)	2,50	2,05
y-GT-Aktivität (Mittelwert)	201 U/L	43 U/L
y-GT/GOT (Mittelwert)	4,3	1,3
CHE-Aktivität unter 1000 U/L	36 %	61 %
IgA im Serum (Mittelwert)	7,8 mg/ml	4,6 mg/ml
IgG im Serum (Mittelwert)	19,6 mg/ml	24,8 mg/ml

48 Enzym-Diagnostik bei Lebererkrankungen

Gleichartige, wenn auch geringer ausgeprägte Unterschiede sind auch für die Differenzierung posthepatitischer und alkoholtoxischer Zirrhosen nützlich. Die absoluten Aktivitäten der Enzyme im Serum sind hier geringer als bei den chronischen Hepatitiden, trotzdem behalten die Relationen ihre Bedeutung. Die Aktivität der Cholinesterase, die in den fortgeschrittenen Stadien der Zirrhose ja auch prognostische Bedeutung hat, besitzt hier auch diskriminierende Qualitäten: Kritische Werte unter 1000 findet man zweimal so häufig bei den posthepatitischen als bei den alkoholischen Zirrhosen.

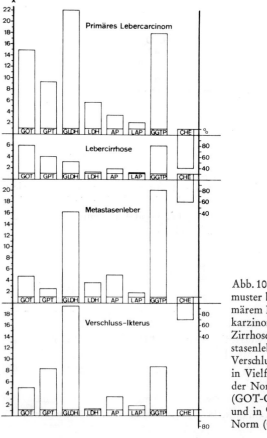

Abb. 10 Enzymmuster bei primärem Leberkarzinom, bei Zirrhose, Metastasenleber und Verschlußikterus in Vielfachem der Norm (GOT-GGTP) und in % der Norm (CHE)

Die Abb. 10 zeigt einen Vergleich der Enzymmuster bei primärem Leberkarzinom, bei Zirrhose, Metastasenleber und Verschlußikterus. Die verschiedenen Relationen von GOT/ GPT, der Transaminasen zur GLDH, die Unterschiede in den absoluten Aktivitäten von AP, γ-GT, CHE und LDH ergeben jeweils charakteristische Bilder und damit auch eine gute Hilfe für die manchmal schwierige Differentialdiagnose dieser Erkrankungsformen.

Die angeführten Beispiele sollten demonstrieren, welche diagnostischen Hilfen die Enzymdiagnostik bieten kann. Trotz ihrer vielfältigen Möglichkeiten ist sie aber nur *eine* der diagnostischen Methoden, die wir anwenden und vor allem auch zueinander in Beziehung setzen müssen, um zu einer umfassenden Aussage zu gelangen, denn „das Ganze ist immer mehr als die Summe seiner Teile".

Literatur

1 CLUBB, J. S., F. C. NEALE, S. POSEN: The behavior of infused placental alkaline phosphatase in human subjects. J. lab. clin. Invest. 66 (1965) 493
2 COLOMBI, A., H. THÖLEN, G. ENGELHART, Y. HECHT, F. KOLLER: Gerinnungsfaktoren als Parameter des Leberzellschadens bei akuter Hepatitis. In: Ikterus. Hrsg.: K. BECK. Schattauer, Stuttgart 1968
3 ESSER, G., H. EGLI, H. KALINKE: Die Bedeutung der Blutgerinnungsfaktoren für die Beurteilung der Eiweiß-Synthese-Leistung der Leber bei Parenchymschäden und für die Operationsbelastbarkeit Lebercirrhosekranker. Acta hepato-spleno. 17 (1970) 159
4 GLEICHMANN, E., H. DEICHER: Quantitative Immunglobulin-Bestimmungen im Serum. II. Chron. entzündliche Lebererkrankungen. Klin. Wschr. 46 (1968) 793
5 KAPLAN, M. M., A. RIGHETTI: Induction of rat liver alkaline phosphatase: The mechanism of the serum elevation in bile duct obstruction. J. clin. Invest. 49 (1970) 508
6 KÜHN, H. A.: Rundtischgespräch zur Thematik Leberfibrose, chron. und reaktive Hepatitis sowie Lebercirrhose. In: Die perkutane Leberbiopsie. Verhandlungsband Nr. 3 Z. Gastroenterologie. Hrsg.: H. LINDNER 1970
7 SCHMIDT, E.: Austritt von Zell-Enzymen aus der isolierten perfundierten Rattenleber. In: Stoffwechsel der isoliert perfundierten Leber. 3. Konf. Ges. Biol. Chem. 1967. Springer, Berlin 1968
8 SCHMIDT, E.: H. POLIWODA, U. BUHL, K. ALEXANDER, F. W. SCHMIDT: Observations of enzyme elevations in the serum during streptokinase treatment. J. clin. Path. 25, 650 (1972)
9 SCHMIDT, E., F. W. SCHMIDT: Enzym-Muster menschlicher Gewebe als Grundlage diagnostischer Verwertung. Regensburg. Jb. ärztl. Fortbild. 12 (1964) 207
10 SCHMIDT, E., F. W. SCHMIDT: Enzym-Aktivitäts-Bestimmungen im Serum während fibrinolytischer, immunsuppressiver und hormonel-

ler Therapie chronischer Krankheiten. Vortrag: Arbeitstagung Ges. klin. Chem. Wien 1971
11 SCHMIDT, E., F. W. SCHMIDT, C. HERFARTH: Studien zum Austritt von Zellenzymen am Modell der isolierten perfundierten Rattenleber. Enzymol. biol. clin. 7 (1966) 53, 167, 185
12 SCHUMACHER, K., G. ALZER: Immunologische Aspekte der chron. Hepatitis. Leber-Magen-Darm 2 (1971) 64

Hepatitis B-Antigen und Lebererkrankungen

Von F. Wewalka

Vier Jahre dauerte es, bis das von Blumberg entdeckte und Australia-Antigen benannte Lipoprotein (5) mit der Serumhepatitis in Zusammenhang gebracht wurde (19, 22). Jetzt, weitere vier Jahre später, beweist ein Überblick, wie weit dieses Antigen die Hepatitisforschung beeinflußt hat.

Blumberg und seine Mitarbeiter hatten geglaubt, einen genetisch bedingten Faktor vor sich zu haben, der bei Asiaten (Taiwan 13 %, Filipinos 4,8 %, Vietnamesen 6,3 %) und peruanischen Indianern (20 %), aber auch bei genetischen Defekten (Mongolismus 28 %) und chronischen Erkrankungen (lepromatöse Lepra 9,4 %, Leukämien bis 14 %) gehäuft vorkäme (6). Mittels elektronenoptischer Untersuchungen wurden Partikel im Blut nachgewiesen, die man ursprünglich als Leukämievirus, später als Hepatitisvirus deutete (4).

Drei verschiedene Partikel sind anzutreffen, nämlich:
a) kleine runde, mit einem Durchmesser von 20 nm,
b) etwa 40 nm messende, mit einer äußeren Hülle und einem inneren, einem Virus sehr ähnlichen Kern ("Dane bodies") und
c) lange gekrümmte Stäbe, deren Breitendurchmesser 20 nm beträgt.

Welche dieser Formen davon das Virus ist, wurde noch nicht eindeutig geklärt (1). Es kann sich um inkomplettes Virus, Aggregate von Protein-Untereinheiten, überschüssiges Virushüllenmaterial oder um übermäßig produzierte, unstabile virusartige Partikel handeln. Jedenfalls spricht ihre große Zahl dafür, daß die Partikel im Körper gebildet werden. Dem Aussehen nach ist die innere Komponente der sog. "Dane-bodies" am ehesten ähnlich einem Rhinovirus.

Die wichtigste Erkenntnis war wohl, festzustellen, daß dieses sog. Australia-Antigen in der Inkubationszeit einer Serumhepatitis, oder besser gesagt der Hepatitis mit langer Inkubationszeit, auftritt und vor Beginn einer Hepatitis den höchsten Titer erreicht (22). Damit war naheliegend, an eine Virämie zu denken. Übertragungsversuche von Krugman, im Rahmen der sog. Willowbrook-study durchgeführt, zeigten, daß ausschließlich die Hepatitis mit langer

Inkubationszeit mit dem Auftreten des Hepatitis B-(Australia-)Antigens vergesellschaftet war, während bei der Hepatitis epidemica dieses Antigen fehlte (15).
Der Ausdruck „Antigen" verwirrt den weniger Orientierten, weil man sich darunter wenig vorstellen kann. Antigen wäre alles, wogegen Antikörper gebildet werden. Da der Nachweis mit einem Antiserum geführt wird, ist die Bezeichnung auch zutreffend. Die Infektiosität Hepatitis B-Ag-positiven Blutes macht deutlich, daß zumindest ein Teil des Antigens als Hepatitisvirus anzusprechen wäre. Nur weil man das Hepatitis-B-Virus (oder Serumhepatitisvirus) nicht mit Sicherheit kultiviert hat, behält man noch den ursprünglichen Ausdruck „Antigen" bei.
Die Nomenklatur des Antigens hat sich im Laufe der Jahre geändert. Ursprünglich als „Australia-Antigen" bezeichnet, hatte PRINCE es „SH-Serumhepatitis-"Antigen genannt (22), während andere Untersucher die Verbindung zur Serumhepatitis nicht recht glauben wollten und allgemein von einem „Hepatitis-assoziierten Antigen (HAA)" sprachen. Man bevorzugt jedoch jetzt die Bezeichnung „Hepatitis B-Antigen", da der Ausdruck „Hepatitis B" weniger präjudizierend ist als der Ausdruck „Serumhepatitis" (18).
Die Menge des Antigens im Blut ist äußerst verschieden. Am Beginn einer Hepatitis wurden bis zu 10^{12} Partikel pro cm^3 gezählt. Mit den bisher empfindlichsten Nachweismethoden können wir wahrscheinlich nur mehr als 10^4 Teilchen pro cm^3 Blut nachweisen. Bei geringerer Partikelanzahl versagen unsere Nachweismethoden.
Die ursprünglich von BLUMBERG verwendete Immundiffusionsmethode nach Ouchterlony (5) dient jetzt nur mehr als Identitätsnachweis. Sie ist als Suchmethode viel zu unempfindlich. Dagegen hat sich die Immunpräzipitationselektrophorese oder Überwanderungselektrophorese für praktische Zwecke sehr bewährt (20). Sie ist derzeit die Routinemethode der Wahl, weil sie einen geringen Arbeitsaufwand erfordert, gut reproduzierbar ist, wenig falsch positive Resultate liefert und die Ergebnisse nach drei Stunden vorliegen können. Wie ein in Europa veranstalteter Rundversuch (27) zeigte, weist zwar die Komplementbindungsreaktion im Durchschnitt eine etwas höhere Empfindlichkeit auf, doch betrifft das vor allem den Nachweis des Antigens bei abklingender Hepatitis. Eine sehr einfache Latexmethode gibt bisher noch eine sehr große Zahl falsch positiver Ergebnisse.

Die höchste Empfindlichkeit hat im Augenblick wahrscheinlich eine Radio-Immuno-Assay-Methode (10). Bei dieser werden Antikörper in einer festen Schicht gebunden, an diese das zu bestimmende Antigen fixiert und nun ein weiterer, Jod-125-markierter Antikörper zugesetzt, der als Indikator für das Ausmaß der Bindung dient. Liegt die Radioaktivität der Probe um 7 σ über den beigegebenen „normalen" Vergleichswerten, gilt der Test als positiv.

Serum von Hepatitis B-positiven Patienten ist äußerst infektiös. Die Untersuchung gelagerter Sera aus früheren Übertragungsversuchen bewies, daß Verdünnungen eines infektiösen Serums von 1:10 000 eine ikterische Hepatitis, Verdünnungen desselben Serums von 1:10 Mill. bei den Empfängern (nach entsprechender Inkubationszeit) einen positiven Antigenbefund hervorrief (3).

Die Untersuchungen auf Hepatitis B-Antigen wurden daher vorerst zur Untersuchung von Blutkonserven zur Verhütung der Transfusionshepatitis eingesetzt. Die dadurch ermittelten Antigenträger („carrier") haben selten eine akute Hepatitis, z. T. – in etwa einem Drittel der Fälle – positive Leberfunktionsproben. Die meisten geben an, keine akute Hepatitis durchgemacht zu haben und sich nicht krank fühlen. Allerdings deckt eine Leberbiopsie in 5 % eine Leberzirrhose und in weiteren 15 % Zeichen einer chronischen Hepatitis auf (13).

Ausgedehnte Untersuchungen bei Blutspendern zeigten eine unterschiedliche Verteilung der Antigenträger in Europa. Mit der Immunpräzipitationselektrophorese wurden bei Blutspendern in Wien 0,41 % (21), in Paris 0,33 % (23), in Zürich 0,36 % (9), in Athen 3,4 % (11), in Glasgow 0,08 % (26), in Kopenhagen 0,18 % (2) Antigenträger gefunden.

Zu Risikogruppen mit größerer Antigenhäufigkeit gehören bezahlte Blutspender, Ärzte und Pflegepersonal, Patienten in Hämodialysebehandlung, Insassen von Pflegeheimen und Gefangenenhäusern, Alkoholiker, Diabetiker sowie Spitalspatienten mit chronischen Erkrankungen.

Die Infektion mit dem Hepatitis B-Virus (Abb. 1) kann somit ohne Erkrankung zu einer Antigenämie führen, einer Antigenämie, die vorübergehend ist oder längere Zeit anhält. Sie führt bei einem Teil der Infizierten zu einer akuten ikterischen Hepatitis oder zu einer anikterischen, eher protrahiert verlaufenden Hepatitis. Eigene Erfahrungen zeigen, daß die anikterischen, protrahiert verlaufenden Fälle eher zu einem Persistieren des Hepatitis B-Antigens Anlaß geben und auch eher zu einer chronisch verlaufenden Hepatitis führen. Im Hepatitisverlauf selbst tritt das Antigen meist 14 Tage bis 3 Wochen vor der Hepatitis auf und sollte in etwa 90 % der Fälle etwa 6 Wochen nach Beginn der Hepatitis wieder ein so geringes Ausmaß erreichen, daß es nicht mehr nachweisbar ist. Bei perakutem Verlauf, wie

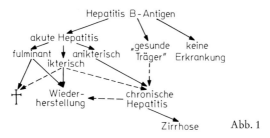

Abb. 1

z. B. bei der akuten Leberatrophie, kann das Hepatitis B-Antigen bereits mit Einsetzen des Ikterus unter die Nachweisbarkeitsgrenze absinken. Daher die Forderung, möglichst frühzeitig bei Verdacht auf Prodromalsymptome das Hepatitis B-Antigen zu bestimmen. Wöchentliche Kontrollen sind angezeigt, da das Negativwerden – abgesehen von äußerst schwerverlaufenden Fällen – ein Zeichen für eine klinische Besserung darstellt.
Eine HB-Ag-positive Hepatitis entspricht also der Hepatitis B (oder der Serumhepatitis), mit Ausnahme jener wenigen Fälle, bei denen eine andere Hepatitis zufällig bei einem Antigenträger auftritt. Ein Gleichbleiben des Antigentiters könnte die Unterscheidung ermöglichen. Die Hepatitis B-negative Hepatitis ist entweder eine Hepatitis epidemica oder eine andere Form einer Hepatitis oder Hepatitis B, bei der man den Nachweis des Antigens nicht liefern konnte, weil die Untersuchung zu spät erfolgte.
Bisher sprachen wir nur von Antigen, nicht aber von Antikörpern. Ein bis zwei Wochen nach der Infektion dürften vorübergehend Antikörper vorliegen, aber bald wieder verschwinden. Nach einer überstandenen Hepatitis sind Antikörper selten oder nur mit empfindlichen Methoden nachzuweisen. Vor allem besteht die Schwierigkeit, die Antikörper in Gegenwart von Antigen zu erfassen. Untersuchungen, bei denen dies gelang (17), ergaben, daß bereits mit dem Beginn der Hepatitis wieder Antikörper nachweisbar sind.

Es wurde daher daran gedacht, daß die Leberzellalteration Ausdruck einer Antigen-Antikörperreaktion wäre. Bei reichlich vorhandenem Hepatitisvirus und reichlichen Antikörpern würde also die schwerste Hepatitis ablaufen.
Eine Hypothese von DUDLEY und Mitarb. (7) weist der zellulären Immunität eine große Rolle zu. Dafür spräche die lymphozytäre Infiltration in der Leber, eine Sensibilisierung der Lymphozyten und der klinische Verlauf. Sensibilisierte Lymphozyten würden an der Leberzellgrenze mit dem Virus reagieren und die Überwindung der Infektion mit gleichzeitig zytopathischem Effekt auf die Leberzelle erreichen. Das löst die Hepatitis aus. Bei Ausbleiben der Reaktion der Lympozyten käme es zu keiner Erkrankung, aber zur Antigenämie. Bei einer starken Reaktion der stimulierten Lymphozyten träte die volle Entwicklung des Krankheitsbildes mit Verschwinden des Antigens ein. Bei unausgiebiger Lymphozytenreaktion würden Lymphozyten und Antigen ständig miteinander reagieren und damit eine chronische Hepatitis hervorrufen. Diese Hypothese bildet eine Basis für besseres Verständnis und vielleicht auch für eine weitere Erforschung der Zusammenhänge.
Bei der chronischen Hepatitis B-Antigen-positiven Hepatitis würde somit von Leberzellen weiterhin Antigen gebildet werden und eine geänderte Abwehrlage bestehen. Der Verlauf eines Teiles der Fälle mit chronischer Hepatitis ist direkt aus der akuten Hepatitis zu verfolgen. Im besonderen ist es von Interesse, Fällen von akuter Hepatitis nachzugehen, bei denen HB-Ag auch nach Abklingen des Ikterus oder der akuten Erscheinungen nachweisbar bleibt (s. Tab. 1).
Auch unter den Fällen, in denen erst im Stadium der chronischen Hepatitis erstmalig der Nachweis von HB-Ag erfolgte, waren mehrere, bei denen bereits in einem frühen Stadium der Hepatitis eine Prednisolontherapie begonnen worden war. Seit wir die Cortisonbehandlung bei Hepatitis auf schwere Fälle (mit Serumbilirubin über 25 mg%/o oder schwerem Krankheitsverlauf) beschränken, sehen wir seltener das Positivbleiben des Hepatitis-Antigens.
Die Rolle der Reaktionslage des Organismus geht aus den Erfahrungen hervor, die man an Hämodialysestationen macht (12). Die äußeren Umstände bringen es mit sich, daß in vielen Dialysestationen nahezu alle Patienten, die länger als ein halbes Jahr dialysiert werden, vorübergehend oder

56 Hepatitis B-Antigen und Lebererkrankungen

Tabelle 1 Nach akuter Virushepatitis länger als 60 Tage HB-Ag-positiv geblieben:

			davon während d. Hepatitis mit Prednison behandelt
14 Fälle, davon			
persist, Hepatitis	5		3
chron. agg. Hepatitis	2*)	(1 †)	1
Zirrhosen	4**)	(2 †)	3
Periarteriitis nod.	1		–
Normalbefund	1		–
Karzinom	1	(1 †)	1

*) 1 Fall in chronischer Hämodialysebehandlung
**) 1 Fall mit lymphatischer Leukämie und Zeichen kardialer Insuffizienz
† verstorben

längere Zeit hindurch Hepatitis B-Antigen aufweisen. Das bedeutet, daß trotz Einhaltung der notwendigen hygienischen Maßnahmen ein Großteil der Patienten mit Hepatitis B-Virus infiziert werden. Während die Hepatitis bei chronisch Nierenkranken vielfach subklinisch verläuft, zeigen die Erkrankungen beim Personal und bei Kontaktfällen eher schweren Verlauf. Ähnlich wie die chronisch Nierenkranken verhalten sich Patienten mit Leukämien oder Morbus Hodgkin (8). Der Grund für dieses Verhalten liegt offensichtlich in einer geänderten Abwehr der Lymphozyten, weshalb man Fälle mit diesen Kranken gerne mit der Bezeichnung „Immundefiziente" belegt. Ein ähnliches Verhalten vermutet man beim Mongolismus, zumal in Instituten mit debilen Kindern solche mit Mongolismus (Down' Syndrom) bei gleicher Exposition häufiger Antigen-Träger sind (25).
Zu berücksichtigen ist weiter der Übertragungsmodus. Man steht zwar nach wie vor auf dem Standpunkt, daß Blut, oder Blutprodukte, die Hepatitis B-Antigen enthalten, in einen anderen menschlichen Körper eingebracht werden müssen, um eine Hepatitis zu erzeugen. Inwieweit Harn oder Stuhl, in denen auch HB-Ag nachgewiesen wurde, zur Ausbreitung der Infektion beitragen, ist noch nicht abgeklärt.
Die Art der Ausbreitung der Infektion ist von lokalen Gegebenheiten abhängig, von Land zu Land verschieden. Für

die Bekämpfung der Ausbreitung ist wichtig, die vermutlichen Ansteckungsmöglichkeiten aus der Anamnese zu ermitteln. Die Befragung ist allerdings mit zahlreichen Fehlerquellen behaftet. Trotzdem erhält man wichtige Hinweise aus einer Übersicht von 400 HB-Ag-positiven Hepatitisfällen (21).
Ein Drittel der HB-Ag-positiven Hepatitispatienten gibt an, in der fraglichen Inkubationszeit in einem Spital stationär behandelt worden zu sein. Etwa die Hälfte davon (also ein Sechstel) lag auf einer chirurgischen Abteilung und wurde operiert. Zwischen 13 und 14 % aller Hepatitiden hatten zum fraglichen Zeitpunkt Transfusionen oder Blutprodukte wie Fibrinogen, Blutgerinnungsfaktoren erhalten oder waren in einer Hämodialysestation behandelt worden. In einem Viertel der Fälle läßt sich anamnestisch die Ansteckungsquelle nicht ermitteln, wobei zum überwiegenden Teil die Altersgruppe zwischen 15 und 29 Jahren betroffen ist. Man muß also in dieser Altersgruppe häufiger mit einer Übertragung durch direkten Kontakt rechnen. Für die Übertragung durch engen Kontakt spricht auch die Beobachtung, daß in mindestens 5,7 % der Fälle Ehepartner in einer der Hepatitis B entsprechenden Inkubationszeit an einer HB-Ag-positiven Hepatitis erkrankten. Auffallend häufig ist die Hepatitis B bei Ärzten und Pflegepersonal. (11,7 %). Als Infektionsmöglichkeiten kommen für diese Gruppe vor allem Verletzungen mit Kanülen oder Kontakt bei Arbeiten mit Blut in Laboratorien in Frage. Durch eine andere Einstellung zum Blut als potentielle Gefahr wird man die Zahl der Hepatitisfälle eindämmen können, da durch Einsatz von Einmalspritzen und Einmalgeräten allein nicht alle anderen Infektionsmöglichkeiten ausgeschaltet sind (14).
Vielversprechende Versuche, mit erhitztem HB-Ag-haltigen Serum, eine künftige Infektion mit HB-Virus zu verhindern, sind bereits von KRUGMAN und Mitarb. mitgeteilt worden (16). Vielleicht wird es auch schon in näherer Zukunft möglich sein, durch ein Immunglobulin mit hohem HB-Ag-Titer nach einer wahrscheinlichen Infektion mit dem HB-Virus den Ausbruch einer Erkrankung zu verhindern. Diesbezügliche vorläufige Mitteilungen erfolgten aus Frankreich (24).
Wie man erkennen kann, eröffnet die Erkenntnis um das HB-Ag (Au/SH-Antigen) Möglichkeiten zur Bekämpfung

einer häufigen, z. T. schwer verlaufenden, wegen des Überganges in chronische Leberentzündungen und vorzeitigem Einsetzen der Leberinsuffizienz bedeutungsvollen Erkrankung.

Literatur

1 ALMEIDA, J. D.: Amer. J. Dis. Child. 123 (1972) 303
2 BANKE, O., E. DYBKJAER, E. NORDENFELT, V. REINICKE: Lancet 1971 I, 860
3 BARKER, L. F., N. R. SHULMAN, R. MURRAY u. Mitarb.: JAMA 211 (1970), 1509—1512
4 BAYER, M. E., B. S. BLUMBERG, B. WERNER: Nature 218 (1968) 1057
5 BLUMBERG, B. S., H. J. ALTER, S. VISNICH: J. Amer. med. Ass. 191 (1965) 541
6 BLUMBERG, B. S., A. I. SUTNICK, W. T. LONDON: Bull. N. Y. Acad. Med. 44 (1968) 1566
7 DUDLEY, F. J., R. A. FOX, S. SHERLOCK: Lancet 1972 I, 273
8 ERLINGER, S., M.-J. GRANGE, F. TEILET, N. SCHLEGEL, J. BARGE, C. DEGOTT: Abstract meeting VII of EASL 1972
9 FREY-WETTSTEIN, M.: Schweiz. med. Wschr. 102 (1972) 534
10 GINSBERG, A., M. E. CONRAD, W. H. BANCROFT, C. M. LING, L. R. OVERBY: New Engl. J. Med. 286 (1972) 562
11 HADZIYANNIS, S. J.: persönl. Mitteilung
12 KOTZAUREK, R., O. KRASSNITZKY, F. PESENDORFER, F. WEWALKA: Schweiz. med. Wschr. 101 (1971) 1581
13 KRASSNITZKY, O., F. KAIL, F. PESENDORFER, F. WEWALKA: Verh. Dtsch. Ges. inn. Med. 77 (1971) 1188
14 KRASSNITZKY, O., F. PESENDORFER, WEWALKA, F.: Vortrag Weltkongreß der medizin.-techn. Ass. Wien 1972, in Druck
15 KRUGMAN, S., J. P. GILES: J. Amer. med. Ass. 212 (1970) 1019
16 KRUGMAN, S., J. P. GILES, J. HAMMOND: J. Amer. med. Ass. 217 (1971) 41
17 LANDER, J. J., J. P. GILES, R. H. PURCELL u. Mitarb.: New Engl. J. Med. 285 (1971) 303
18 MCCOLLUM, R. W.: in Vyas, G., H. A. Perkins, R. Schmid: Hepatitis and blood transfusion. Grune & Stratton, New York 1972
19 OKOCHI, K., S. MURAKAMI: Vox Sang. (Basel) 15 (1968) 374
20 PESENDORFER, F., O. KRASSNITZKY, F. WEWALKA: Klin. Wschr. 48 (1970) 58
21 PESENDORFER, F., W. FELKL, F. GNAN, O. KRASSNITZKY, F. WEWALKA: Verh. Dtsch. Ges. inn. Med. 77 (1971) 1190
22 PRINCE, A. M.: Proc. nat. Acad. Sci. (Wash.) 60 (1968) 814
23 SOULIER, J. P., A. M. COUROUCE-PANTY, D. BENAMON-DIJANE: Presse méd. 78 (1970) 487
24 SOULIER, J. P., C. BLATIX, A. M. COUROUCE, D. BENAMON, P. AMOUCH, J. DROUET: Amer. J. Dis. Child. 123 (1972) 429
25 SUTNICK, A. I., W. T. LONDON, D. S. BLUMBERG, A. VIERUCCI: Amer. J. Dis. Child 123 (1972) 392
26 WALLACE, J.: Lancet 1970 II, 609
27 WEWALKA, F., O. KRASSNITZKY, F. PESENDORFER: Vox Sang. (Basel), in Druck

Röntgendiagnostik der extrahepatischen Gallenwege

Von H. FROMMHOLD und W. FROMMHOLD

Nahezu 15–20 % aller Erwachsenen zwischen 30 und 60 Jahren leiden zeitweilig an einer Erkrankung des Gallensystems. Zur Klärung von Beschwerden im rechten Oberbauch gehört die Cholegraphie zu den obligatorischen Untersuchungsmethoden. Stand früher der Steinnachweis im Mittelpunkt röntgendiagnostischer Bemühungen, so hat sich in den vergangenen Jahren die Indikationsstellung für die Cholezystangiographie grundlegend gewandelt. Durch die Weiterentwicklung und Verfeinerung radiologischer Methodik und Technik sind neben den Folgezuständen und Komplikationen des Gallensteinleidens auch die steinfreien, entzündlichen und neoplastischen Prozesse und vor allem die funktionellen Störungen mit ihren organischen Ursachen einer diagnostischen Beurteilung zugänglich gemacht worden.
Sieht man von der *primär sklerosierenden Cholangitis* (OLSON und SCHNUG, 1965), einer unspezifischen, fibrosierenden chronisch entzündlichen Erkrankung der Gallenwege noch unbekannter Ätiologie ab, so lassen sich entzündliche Erkrankungen des Gallengangsystems und der Gallenblase in der Mehrzahl der Fälle auf Irritationen und bakterielle Besiedlung bei Störungen des Gallenabflusses – in ca. 90 % bedingt durch einen Steinverschluß – zurückführen.
Die *stenosierende Papillitis* als sekundäre Cholangitis des terminalen Choledochusabschnittes zeigt röntgenmorphologisch einen verlängerten, starren und unregelmäßig begrenzten, vielfach verzogenen Papillenkanal – auch nach Gabe von Spasmolytika. Oft kann ein präpapillär sitzendes Konkrement, wenn nicht auf der Übersichtsaufnahme nach Kontrastmittelinjektion, so doch auf tomographischen, besser noch zonographischen Schnitten nachgewiesen werden (Abb 1). Die Lumeneinengung im Papillenbereich führt meist zu einer Aufstauung und Erweiterung des Ductus choledochus. Spätaufnahmen zeigen die langanhaltende Kontrastdichte im Choledochus bei fehlender oder flauer Kontrastmittelanfärbung des Duodenum. Die klinische Symptomatik reicht vom unbestimmten Oberbauchsyndrom über

60   Röntgendiagnostik der Gallenwege

Koliken bis zum Ikterus mit Cholostase. Ähnliche organische Veränderungen am terminalen Choledochusabschnitt werden in etwa 28 % nach Operationen am Gallenwegsystem beobachtet (NIEDNER u. KIEF, 1965), sie dürften eine mögliche Ursache des sogenannten „Postcholezystektomie-Syndroms" sein (ACOSTA u. NARDI, 1966).

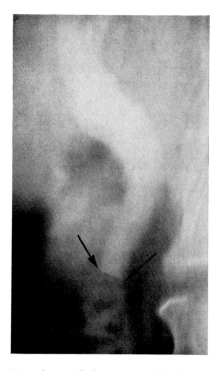

Abb. 1 Zustand nach Cholezystektomie. Cholangiotomogramm. Aufstau des Ductus choledochus durch präpapilläres Konkrement (↘)

Die *akute Cholezystitis* stellt keine Kontraindikation für eine Cholezystangiographie dar. Jedoch ist die radiologische Aussagemöglichkeit auf Grund der geminderten bzw. ausgeschalteten Konzentrationsfähigkeit oder einer gesteigerten Rückresorption des Kontrastmittels und des daraus resultierenden schwachen, oft negativen Füllungsbildes eingeschränkt. Das in der Hälfte mit einer akuten Gallenblasenentzündung beobachtete Symptom des negativen Cholezystogramms bei positivem Cholangiogramm („ausgeschlossene Gallenblase"; HESS 1961) ist besonders bei fehlendem Steinnachweis im Röntgenbild stets ein Beweis für die schwere

Röntgendiagnostik der Gallenwege 61

organische Erkrankung der Gallenblase. Deshalb kann bei negativem Cholezystogramm nach abgeklungenen Entzündungszeichen trotz gut gefüllter galleabführender Wege eine Operation erwogen werden, zumal auch *maligne Geschwülste der Gallenblase* bei noch erhaltener Kontrastmitteleliminationsfähigkeit der Leber ein ähnliches Bild bieten können. Die organspezifische röntgenologische Untersuchung sollte bei Verdacht auf maligne Veränderungen am extrahepatischen Gallensystem stets mit einer sorgfältigen Kontrastdarstellung des Magens und des Duodenum kombiniert werden (KHILNANI u. Mitarb., 1962), da bekanntlich enge topographische Beziehungen zwischen Infundibulum und Halsteil der Gallenblase als Prädilektionsort von Malignomen und der Pars horizontalis superior duodeni bestehen. Die radiographisch nachweisbaren Veränderungen reichen von der einfachen Impression am oberen Knie des Bulbus duodeni bis zu echten Tumoreinbrüchen ins Duodenum (Abb. 2). Differentialdiagnostisch muß selbstverständlich die *chronisch rezidivierende fibrosierende Cholezystitis* mit Verdik-

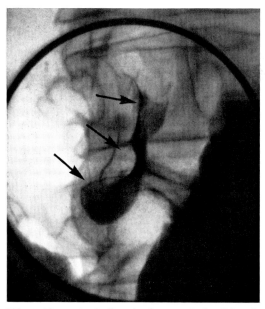

Abb. 2 Tumor im Bulbus duodenum mit deutlicher Stenose durch Einbruch eines Gallenblasenkarzinoms (↘)

62   Röntgendiagnostik der Gallenwege

kung der Gallenblasenwand und begleitenden pericholezystitischen Verwachsungen abgegrenzt werden. Der klinische Verdacht auf einen *Gallenblasenhydrops* läßt sich manchmal durch die technisch einwandfreie Leeraufnahme der Gallenblasengegend erhärten.

Die Beurteilung der bekannten Bilder einer Porzellangallenblase als Ausdruck einer chronischen Enzündung und deren Abgrenzung gegenüber verkalkten Echinokokkuszysten im Leberbereich bereitet im allgemeinen keine Schwierigkeiten. Hingegen können andere Parasiten wie z. B. verkalkte Zy-

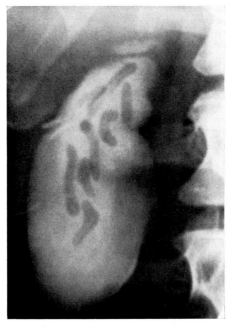

Abb. 3 Inkrustiertes Nahtmaterial nach Cholezystotomie täuscht Parasiten vor

stizerken eines Schweinebandwurms vom morphologischen Bild her hinsichtlich differentialdiagnostischer Erwägungen problematischer sein. Kalkinkrustationen in Fadenresten nach weit zurückliegender Cholezystotomie können auch den Erfahrenen zur Diagnose eines Parasitenbefalls der Gallenblase verleiten (Abb. 3).

Die *Pneumocholezystitis* (Cholezystitis emphysematosa), welche vorzugsweise bei älteren Diabetikern beobachtet werden kann (SARMIENTO, 1966), ist eine Seltenheit. Durch

Röntgendiagnostik der Gallenwege 63

gasbildende Bakterien in der meist durch einen Zystikusstein verschlossenen Gallenblase entsteht ein charakteristischer Röntgenbefund mit Gasansammlung im Lumen der Gallenblase, später auch in der Gallenblasenwand und im pericholezystitischen Gewebe (Abb. 4). Die röntgenkinema-

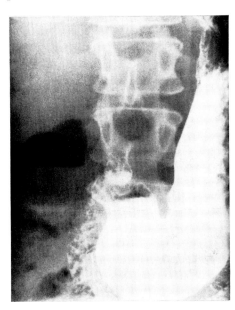

Abb. 4 Cholezystitis emphysematosa

tographische Analyse des Bewegungsablaufs und Tonuszustandes von Gallenblase und Gallenabflußbahn hat in den vergangenen Jahren neue Erkenntnisse zur *Dynamik der Gallendyskinesien* vermittelt. Wird bei Funktionsstörungen der Hauptgallengänge eine organische Ursache häufig zunächst vermißt, so liegen den Gallenblasendyskinesien primär organische Ursachen zugrunde (FAHRLÄNDER, 1961). Als morphologisches Substrat finden sich meist scheinbar harmlose segelförmige Membranen, Septen und Trabekel. Diese führen offensichtlich beim Entleerungsreiz zu Druckdifferenzen, welche eine hyperkinetische Kontraktion eines Teilabschnittes des Organs auslösen können (FROMMHOLD u. BRABAND, 1967). Besonders bei ausgeprägten zirkulären Septierungen, deren Abgrenzung von echten Divertikeln vor allem im Fundusbereich sehr schwer sein kann, ist ein solcher Mechanismus leicht verständlich. Echte Membranen mit mehr oder minder dicker Muskelschicht können nicht nur Steinbildungen begünstigen, sondern neben entzündlichen Wandverdickungen auch Schrumpfungen und Drucknekrosen durch inkarzerierte Konkremente hervorrufen. Finden sich solche Abschnürungen ein- oder mehrfach sogar im Infundibulum- oder Sphinkterabschnitt, so wird die meist ausgeprägte klinische Symptomatik verständlich (Abb. 5).

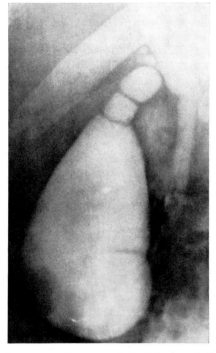

Abb. 5 Ringförmige Septen im Infundibulum der Gallenblase

Lageanomalien von Gallenblase und Gallenwegen sind im Kindesalter kaum, um so mehr aber beim Erwachsenen klinisch bedeutungsvoll. Die Transposition der Gallenblase nach links kann im Routinebetrieb relativ leicht übersehen werden. Aus dem Fehlen jeder Kontrastdarstellung auf den Standardaufnahmen eines Cholegramms wird dann zwangsläufig eine Eliminationsstörung der Leber für das Kontrastmittel abgeleitet. Klinisch relevanter sind jedoch die Organverlagerungen durch pericholezystitische Adhäsionen und die Ptose der Vesica fellea, welche als „Pendelgallenblase" bis ins kleine Becken hinabreichen kann.

Hyperkinetische Entleerungsmechanismen wie bei vielfachen Formanomalien (z. B. „Posthorngallenblase", „Phrygische Mütze") sind auch bei den sogenannten „hyperplastischen Cholezystosen" wirksam (JUTRAS u. Mitarb., 1960; AGUIRRE u. Mitarb., 1969). Ihr radiologisches Erscheinungsbild nach oraler oder intravenöser Kontrastmittelinjektion ist nahezu stets durch die Funktionstrias eines erhöhten Kontrastes, einer verstärkten Kontraktion und einer vermehrten Exkretion des Kontrastmittels gekennzeichnet.
Bekannt ist die *„Cholesterolpolyposis"*, deren röntgenologisches Leitsymptom des ortsständigen Füllungsdefektes im Kontrastschatten durch meist multiple, wandständige kleine Knötchen, bestehend aus lipoidbeladenen Makrophagen, hervorgerufen wird. Auch die *Adeno-Myomatose*, in generalisierter Form als „Perlschnurgallenblase" bezeichnet, zeigt ein typisches röntgenologisches Bild (Abb. 6), dessen organisches Substrat in einer Epithelproliferation und einer verdickten Muskelschicht mit Ausbildung zahlreicher intramu-

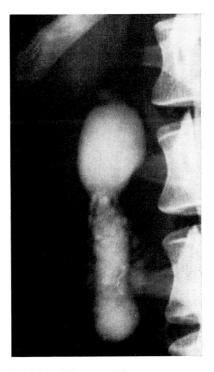

Abb. 6 Adenomyomatose der Gallenblase

raler Divertikel (sog. Rokitansky-Aschoff-Sinus) besteht. Liegen die hyperplastischen Wandabschnitte in Korpusmitte, so imponiert das Röntgenbild der „Sanduhrgallenblase". Entwickeln sich die Veränderungen nur an der Spitze des Fundus, können diese „extraluminalen" Divertikelbildungen im Cholezystogramm rosettenförmige Bilder hervorrufen, die besonders nach Reizmahlzeiten durch die charakteristische hyperkinetische Kontraktion zu einer regelrechten Distanzierung vom Gallenblasenkörper führen. Im Schnitt erkennt man deutlich die erweiterten Hohlräume, in denen sich, umgeben von den mächtigen hyperplastischen Muskelschichten, leicht Konkremente bilden können (FROMMHOLD u. LAGEMANN, 1971).

Echte *Papillome* mit gefäßführendem Stroma und Epithelüberzug sowie entzündliche Polypen sind extrem selten und treten differentialdiagnostisch in den Hintergrund (LOITMAN u. Mitarb., 1962).

Die Erkrankungen der steinfreien extrahepatischen Gallenwege bleiben zahlenmäßig hinter der Cholelithiasis und Choledocholithiasis zurück. Sie sind jedoch geeignet, die enge Verbindung zwischen morphologischen Veränderungen und gestörten Funktionsabläufen zu verdeutlichen. Bei der engen pathophysiologischen Verflechtung zwischen Leber-Galle-System einerseits und Darmtrakt-Pankreas andererseits erlangt die radiographische Darstellung auch kleiner, zunächst oft unscheinbarer morphologischer Veränderungen am Gallensystem besondere Bedeutung, da ein zielgerichteter diagnostischer Hinweis in der klinischen Diskussion dazu beitragen kann, eine sinnvolle Therapie einzuleiten.

Literatur

ACOSTA, J. M., G. L. NARDI: Papillitis. Arch. Surg. 92 (1966) 354

AGUIRRE, J. R., R. O. BOHER, S. GURAIEB: Hyperplastic cholecystoses: a new contribution to the unitarian theory. Amer. J. Roentgenol. 107 (1969) 1

FAHRLÄNDER, H.: Gallenblase und Gallenwege. Bibl. Radiol. (Basel) 2 (1961) 7

FROMMHOLD, W., H. BRABAND: Mißbildungen und Varianten der Gallenblase und der Gallenwege. Radiologe 7 (1967) 33

FROMMHOLD, W., K. LAGEMANN: Die Adenomyomatose der Gallenblase. Fortschr. Röntgenstr. 115 (1971) 464

HESS, W.: Die Erkrankungen der Gallenwege und des Pankreas. Thieme, Stuttgart 1961

JOHNSON, H. C., J. R. MCLAREN, H. S. WEENS: Intravenous cholangiography in the differential diagnosis of acute cholecystitis. Radiology 74 (1960) 790

JUTRAS, J. A., J. M. LONGTIN, H. P. LEVESQUE: Hyperplastic cholecystosis. Amer. J. Roentgenol. 83 (1960) 795

KHILNANI, M. T., B. S. WOLF, M. FINKEL: Roentgen features of carcinoma of the gallbladder on barium meal examination. Radiology 79 (1962) 264

LOITMAN, B. S., M. A. CASSEL, S. HOLTZ: Papillomas of the gallbladder. Amer. J. Roentgenol. 88 (1962) 783

NIEDNER, F. F., H. KIEF: Klinische und mikromorphologische Untersuchungen zur Pathogenese der Papillenstenose. Med. Welt (1965) 26

OLSON, O. C., G. E. SCHNUG: Primary sclerosing cholangitis. Northwest Med. 64 (1965) 26

SARMIENTO, R. V.: Emphysematous cholecystitis. Arch. Surg. 93 (1966) 1009

Perkutane transhepatische Cholangiographie

Von S. BAYINDIR

Bei ikterischen Patienten tragen die konventionellen radiologischen Methoden zur Klärung der Diagnose nur wenig bei. Mit der intravenösen Gallenwegsdarstellung sind positive Ergebnisse bei Serumbilirubinwerten über 2 mg% nicht zu erwarten. Es muß jedoch erwähnt werden, daß bei Patienten mit leichtem Ikterus, der noch im Ansteigen begriffen ist, eine Füllung der Gallenwege mittels der intravenösen Cholezysto-Cholangiographie wegen Störung der Leberfunktion nicht zustande kommt, während sich bei abnehmendem Ikterus mit gleich hohen Bilirubinwerten die Gallenwege darstellen können, da sich die Leber in solchen Fällen wieder weitgehend erholt hat.

Durch klinische und klinisch-chemische Methoden gelingt es zwar, einen Verschlußikterus in hohem Prozentsatz der Fälle zu diagnostizieren, die Lokalisation und die Ursache der Obstruktion bleiben jedoch oft ungeklärt. Differentialdiagnostische Schwierigkeiten treten vor allem zwischen extrahepatischem Verschlußikterus, intrahepatischer Cholestase und primärer biliärer Zirrhose auf. Ohne Kenntnis der Abflußverhältnisse in den Gallenwegen ist eine Unterscheidung selbst durch die Leberbiopsie schwierig.

Die perkutane transhepatische Cholangiographie ermöglicht in diesen Fällen:

1. beim extrahepatischen Verschlußikterus die Lokalisation und die Ursache der Obstruktion zu bestimmen,
2. beim Ikterus unklarer Genese eine Differentialdiagnose zwischen einem chirurgischen oder einem internen Ikterus herbeizuführen.

Zur Durchführung der perkutanen transhepatischen Cholangiographie bzw. zur Punktion eines intrahepatischen Gallenganges verwenden wir einen dünnen Mandrin von etwa 1 mm Durchmesser und 15–17 cm Länge, der mit einem Polyäthylenkatheter überzogen wird. Die Spitze des Katheters ist so ausgezogen, daß sie sich der Mandrinspitze eng anpaßt (BAYINDIR u. Mitarb.). Vor der Punktion wird die Haut und Unterhaut an der Einstichstelle in Höhe der mittleren Axillarlinie im 9. oder 10. Interkostalraum in Lokalanästhesie inzidiert. Der mit einem Katheter versehene

Mandrin wird bei Atemstillstand des Patienten unter Fernsehdurchleuchtungskontrolle in die Leber eingeführt. Nach erfolgter Punktion wird der Mandrin sofort zurückgezogen. Nun darf der Patient wieder oberflächlich atmen. Der weiche Katheter macht dabei die Atemexkursionen der Leber mit, ohne eine Verletzung des Organs zu verursachen. Tropft Galle aus dem Katheter, so wird vor der Kontrastmittelfüllung der Gallengänge soviel Galle wie möglich abgesaugt, um sie zu entlasten. Fließt keine Galle, so wird der Katheter langsam zurückgezogen, bis sie heraustropft. Nach zweimaliger erfolgloser Punktion ziehen wir bei der dritten Punktion unter ständiger Injektion geringer Kontrastmittelmengen den Kunststoffkatheter zurück, bis im Durchleuchtungsbild ein mit Kontrastmittel gefüllter Gallengang sichtbar wird. Während der Kontrastmittelfüllung der Gallenwege werden Aufnahmen angefertigt. Sieht man einen absoluten Kontrastmittelstop, so sind neben den üblichen Aufnahmen in Rückenlage auch Aufnahmen in aufrechter Stellung des Patienten zur exakten Diagnosestellung notwendig. Als Kontrastmittel verwenden wir 60%iges Conray (Byk-Gulden, Konstanz). Beim extrahepatischen Verschlußikterus mit Erweiterung der intrahepatischen Gallengänge beträgt die Treffsicherheit bei genügender Erfahrung fast 100 %. Gelingt es trotz dreimaliger Punktion nicht, einen intrahepatischen Gallengang zu treffen, so liegt mit größter Wahrscheinlichkeit kein extrahepatischer Verschluß mit Erweiterung der Gallengänge vor. Bei nicht erweiterten intrahepatischen Gallenwegen gelingt die Punktion etwa in 50 % der Fälle.
Die häufigste Ursache des extrahepatischen Verschlusses sind Konkremente. Sie zeigen die von der intravenösen Cholezysto-Cholangiographie bekannten Bilder. Mit Hilfe der perkutanen Cholangiographie gelingt es, nicht nur die Konkremente im Hepatocholedochus, sondern auch in den intrahepatischen Gallenwegen aufzudecken (Abb. 1).
Entzündliche Stenosen des terminalen Choledochus und der Papilla Vateri werden in den meisten Fällen als sekundäre Begleiterkrankungen bei Cholezystitis, Cholelithiasis und Choledocholithiasis aufgefaßt. Entzündliche Prozesse der Nachbarorgane, in erster Linie eine Kopfpankreatitis, können ebenfalls zur Stenosierung des terminalen Choledochus führen.
Strikturen der Gallenwege nach Cholezystektomie und

Choledochotomie durch postoperative entzündliche Veränderungen sind selten. Es überwiegen die Fälle, bei denen intraoperativ die Gallengänge verletzt wurden. GÜTGEMANN

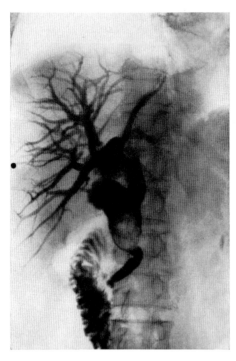

Abb. 1 Perkutane transhepatische Cholangiographie bei einer 75jährigen ikterischen Patientin. Schrumpfgallenblase, kastaniengroßes Konkrement, das vom Kontrastmittel umflossen wird

und Mitarb. geben die Häufigkeit hierfür mit 0,2 % bei Gallensteinoperationen, mit 0,6 % bei der Magenresektion an. Die präoperative Klärung der Lokalisation und Ausdehnung des Befundes durch die perkutane transhepatische Cholangiographie erspart zeitraubende intraoperative diagnostische Maßnahmen (Abb. 2).

Besondere Bedeutung kommt der perkutanen Cholangiographie zu, wenn kurz nach einer Magen- oder Gallenwegsoperation ein Ikterus auftritt und dieser an Intensität zunimmt. Seine Ursache – extrahepatischer Verschluß oder hepatozellulärer Ikterus – kann durch die perkutane transhepatische Cholangiographie geklärt werden.

Durch maligne Tumoren verursachte Obstruktionen an den extrahepatischen Gallenwegen zeigen meist charakteristische

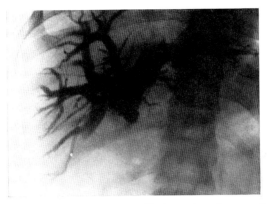

Abb. 2 40jähriger Patient, Cholezystektomie vor einer Woche wegen Konkremente. Postoperativ zunehmender Ikterus. Perkutane transhepatische Cholangiographie läßt einen totalen Verschluß am Ductus hepaticus communis unmittelbar unterhalb der Bifurkation erkennen (operative Gallengangsverletzung bzw. Unterbindung)

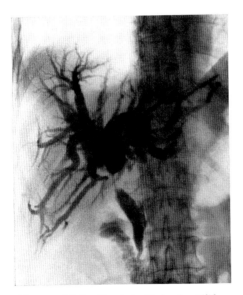

Abb. 3 72jährige ikterische Patientin. Filiforme Stenosierung des D. hepaticus communis von etwa 1½ cm Länge, infolge eines infiltrierend wachsenden Gallenblasenkarzinoms

Verschlußformen. Je nach der Lokalisation können Rückschlüsse auf den Primärtumor gezogen werden. Ein Verschluß des Ductus hepaticus communis bis zum Übergang in den Ductus choledochus spricht in den meisten Fällen für Gallenblasen-, selten für Hepaticus-communis-Karzinome. Eine genauere Differenzierung ist meist radiologisch nicht möglich (Abb. 3). Bei Pankreaskopftumoren betrifft die Obstruktion den pankreatischen oder retroduodenalen Choledochusabschnitt, selten den papillären Teil oder den Ductus hepaticus communis, während man bei Papillentumoren dem Duodenum nahe gelegene Verschlüsse sieht (Abb. 4).

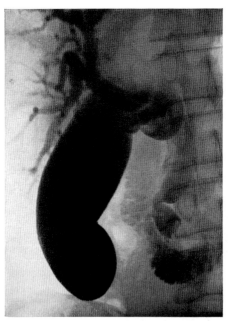

Abb. 4 59jähriger ikterischer Patient. Perkutane transhepatische Cholangiographie zeigt einen inkompletten tumorbedingten Verschluß im duodenumnahen Choledochusabschnitt (Papillentumor)

Tritt bei Patienten mit bekanntem Primärtumor ein Ikterus auf, so wird daran gedacht, daß entweder eine Metastasenleber oder ein mechanischer Verschluß der ableitenden Gallenwege durch Tumoransiedlungen oder beides vorliegt. Die perkutane Cholangiographie kann dazu dienen festzustellen, ob eine Palliativoperation technisch überhaupt möglich ist.

Unseres Erachtens ist die perkutane Cholangiographie neben dem Verschlußikterus und dem Ikterus unklarer Genese auch bei anikterischen, an den Gallenwegen voroperierten Patienten indiziert, wenn erneut Gallenwegserkrankungen vermutet werden, deren Klärung mit den üblichen radiologischen Methoden nicht gelingt. Dem sog. Postcholecystektomiesyndrom bei anikterischen Patienten liegen nämlich nicht selten organische Ursachen, z. B. zurückgebliebene Konkremente in den Gallenwegen oder Strikturen zugrunde (Abb. 5).

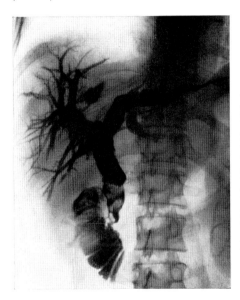

Abb. 5 51jährige anikterische Patientin (Zustand nach Cholezystektomie und Choledochusrevision). Perkutane transhepatische Cholangiographie: Mehrere Konkremente im distalen Choledochusabschnitt. Inkomplette Abflußstörung

Kontraindikationen

Absolute Kontraindikation bei der perkutanen transhepatischen Cholangiographie ist eine medikamentös nicht beeinflußbare Blutungsneigung. Bei einem Quickwert unter 60 % sollte die Punktion nicht durchgeführt werden. Sie verbietet sich auch bei Leberechinococcus und Leberabszeß. Bei Verdacht auf Leberechinococcus und Leberabszeß empfiehlt es sich, zur Klärung eine selektive Leberarteriographie durchzuführen. Als weitere Kontraindikation der perkutanen transhepatischen Cholangiographie betrachten wir die Untersuchung von Patienten in schlechtem Allgemeinzustand, denen eine Laparotomie nicht zugemutet werden kann, schon auch deswegen, da in diesen Fällen die radiologische Diagnose z. B. extrahepatischer kompletter oder inkompletter Verschluß nicht zu einer therapeutischen Konsequenz führen würde.

Komplikationen

Bisweilen haben wir als leichte Komplikationen eine geringe Temperaturerhöhung beobachtet. Zu den ernsteren Zwischenfällen gehören Blutung, gallige Peritonitis und auch von anderen Untersuchern berichtete Schockzustände. Wir haben 285 Patienten untersucht. Eine nennenswerte intraabdominale Blutung fand sich bei keinem der operierten Patienten. Bei einem am Untersuchungstag operierten Kranken hatte sich eine größere Menge Galle von etwa 3 bis 400 ml im Abdomen angesammelt. Eine andere Patientin klagte nach der Untersuchung über anhaltende zunehmende Schmerzen im rechten Oberbauch mit Druckschmerz. Aus diesem Grunde wurde sie etwa 6 Stunden nach der Untersuchung operiert. Auch hier fand man größere Mengen Galle in der Bauchhöhle. In beiden Fällen lag ein Punktionsfehler vor. Einmal wurde der Gallenblasenhals punktiert und beim zweiten Patienten der Führungsmandrin über den unteren Leberrand hinaus vorgeschoben, wodurch es zu einer Eröffnung eines Gallenganges am unteren Leberrand mit nachfolgendem Abtropfen von Galle in die freie Bauchhöhle kam. Ohne die anschließende Operation wäre bei diesen beiden Patienten eine gallige Peritonitis entstanden.
Bei 4 Patienten mit Choledochusverschluß und Galleabflußstörung, die nicht im Anschluß an die perkutane Cholangiographie operiert wurden, trat ein Kreislaufkollaps ein. Über ähnliche Schockzustände berichten auch andere Untersucher u. a. PRIOTON, SANTOS und Mitarb., WIECHEL sowie SCHAMAUN u. Mitarb. bei den Patienten, die im Anschluß an die perkutane Cholangiographie nicht operiert wurden. Um diesen Komplikationen vorzubeugen, empfehlen SCHAMAUN u. Mitarb. die Operation gleich nach der Untersuchung. Wir sind auch der Meinung, daß die Patienten, bei denen ein extrahepatischer Verschluß durch Konkremente oder durch Stenosen der bilidigestiven Anastomosen festgestellt wird, anschließend nach der Untersuchung operiert werden sollten, oder diese Patienten müssen über mehrere Tage unter strengster klinischer Kontrolle bleiben.

Zusammenfassend läßt sich sagen, daß es mit Hilfe der perkutanen Cholangiographie gelingt, mit großer Sicherheit bei extrahepatischem Verschluß die Lokalisation, Ausdehnung und die Ursache der Obstruktion nachzuweisen. Dadurch wird dem Operateur ermöglicht, den Eingriff vorzuplanen. Zeigen sich freie Gallenwege, so wird dem Patienten die Laparotomie erspart (Abb. 6). Ist es nicht möglich, einen

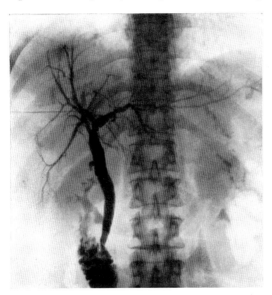

Abb. 6 67jährige Patientin mit Subikterus (Zustand nach Cholezystektomie). Perkutane transhepatische Cholangiographie: Etwas weiter Ductus hepatocholedochus. Intrahepatische Gallenwege nicht erweitert. Keine Abflußbehinderung, kein Konkrementnachweis (konservativ behandelt)

intrahepatischen Gallengang zu treffen, so liegt mit großer Wahrscheinlichkeit kein Verschlußikterus im chirurgischen Sinne vor, und man kann mit der Laparotomie abwarten. Hier und bei nachgewiesenen freien Gallenwegen kann ohne Gefahr einer galligen Peritonitis eine Leberbiopsie vorgenommen werden. Die perkutane transhepatische Cholangiographie stellt damit eine Untersuchungsmethode mit hoher diagnostischer Aussagekraft dar. Sie kann bei Gallenwegserkrankungen bei gegebener Indikation zur Diagnostik eingesetzt werden. Da die Untersuchung jedoch nicht ganz ohne

Gefahren ist, setzt sie eine gute Zusammenarbeit zwischen Internisten, Radiologen und Chirurgen voraus. Wo das nicht möglich ist, sollte die Untersuchung nicht durchgeführt werden.

Literatur

1 BAYINDIR, S., H. SCHIRMER, N. HEGER, R. STECKENMESSER: Die perkutane transhepatische Cholangiographie bei ikterischen und anikterischen Patienten — Bericht über 179 Fälle. Fortschr. Röntgenstr. 111 (1969) 315
2 GÜTGEMANN, A., K. H. SCHRIEFERS, R. PHILIPP, D. WÜLFING: Zur rekonstruktiven Chirurgie des verletzten und strikturierten großen Gallenganges. Brun's Beitr. klin. Chir. 210 (1965) 129
3 PRIOTON, J.-B.: La Cholangiographie par ponction extrapéritonéale du foie. Press. méd. Nr. 58 (1960) 2308
4 SANTOS, M., L. FIGUEROA, O. LOPEZ: Percutaneous transhepatic cholangiography in the diagnosis of posthepatic jaundice. Surgery 48 (1960) 295
5 SCHAMAUN, M., U. MIDDENDORP, A. AKOVBIANTZ, J. WELLAUER, A. RÜTTIMANN: Die percutane transhepatische Cholangiographie zur präoperativen Beurteilung der Gallenwege. Helv. chir. Acta 32 (1965) 60
6 WIECHEL, K. L.: Percutaneous transhepatic cholangiography. Acta chir. scand. Suppl. 309 (1963)

Duodenoskopie und retrograde Cholangio-Pankreatikographie in der klinischen Routine

Von M. Classen und L. Demling

Bereits in den frühen 60iger Jahren wurde versucht, Duodenum, Bauchspeicheldrüse und Gallenwege über die Vatersche Papille endoskopisch-radiologisch zu untersuchen. Klinische Reife erlangte diese Untersuchungsmethode jedoch erst, nachdem japanische Kollegen – allen voran Itaru Oi – mit Hilfe einer leistungsfähigen optischen Industrie hinreichend lange, flexible und robuste Instrumente entwickelt hatten (15). An der Erlanger Klinik wird seit 1968 duodenoskopiert, seit 1970 mit Erfolg (5, 6). Seither wurden mehr als 650 Untersuchungen ausgeführt.

Krankengut

Für die statistische Betrachtung unseres Krankengutes haben wir den Zeitraum vom 1. 12. 1970 bis zum 31. 8. 1972 gewählt, da alle Patienten in diesem Zeitraum von drei gleichen Untersuchern mit dem gleichen Instrumententypus (Olympus JF Typ B) untersucht wurden.
In den letzten 21 Monaten wurden 601 Untersuchungen ausgeführt (Abb. 1). Bei 541 sollte die Papillensondierung durchgeführt werden. Eine erfolgreiche Kontrastmitteldarstellung gelang 463mal. Bei 420 Untersuchungen wurde der Pankreasgang, bei 271 der Gallengang und bei 228 Untersuchungen beide Gangsysteme röntgenologisch dargestellt. – Bei insgesamt 78 Duodenoskopien blieben unsere Bemühungen einer retrograden Cholangio-Pankreatikographie erfolglos. Bei einer Analyse dieser Zahl erkennt man jedoch, daß in 31 Fällen die Papille nicht erreicht werden konnte. Bei 2 Untersuchungen versagte das Instrument, 3mal zog der Patient das Instrument selbst heraus und in 26 Fällen verhinderten Duodenalstenosen oder Enteroanastomosen bei Billroth II-resezierten Mägen den Zugang zu der „Öffnung nach links" (Abb. 2). Unter den übrigen 47 Mißerfolgen befinden sich 13 Patienten, in denen organ-pathologische Befunde als Ursache verantwortlich gemacht werden können. Dies waren 5 Tumoren des Duodenums, der Papille oder des Pankreaskopfs, 4 peripapilläre Divertikel und sonstige Ver-

änderungen. Substrahiert man diese 44 Versager aus organischen Gründen von der Gesamzahl, so erreichen wir eine positive Sondierungsquote von 93,7 %.

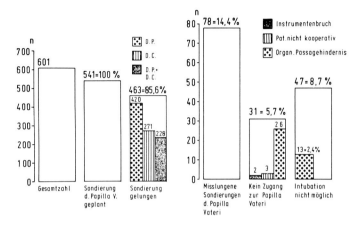

Abb. 1 (links) 601 postbulbäre Duodenoskopien, bei 541 war eine Sondierung der Papilla Vateri zur Cholangio-Pankreatikographie geplant. 420mal stellte sich der Ductus pancreaticus, 271mal das Gallengangssystem und bei insgesamt 228 wurden beide Gangsysteme aufgefüllt (Einzelheiten s. Text)

Abb. 2 (rechts) Analyse mißlungener Intubationen der Papilla Vateri (Einzelheiten s. Text)

Die Methode der Duodenoskopie ist von uns mehrfach beschrieben worden. Sie dürfte soweit bekannt sein, daß hier einige skizzierende Sätze genügen. Das Duodenoskop mit Seitblickoptik wird unter endoskopischer Sicht in das Duodenum eingeführt und die Papilla Vateri eingestellt. Dies gelingt in der Regel innerhalb von 1–3 Minuten, wenn keine organischen Veränderungen am oberen Verdauungstrakt vorliegen. Nunmehr wird ein Teflonkatheter durch den Instrumentierkanal des Instrumentes in das Orificium der Papille eingeführt und Kontrastmittel instilliert. Unter Durchleuchtungskontrolle erfolgt nun die Passage des Kontrastmittels in die Gangsysteme. Zumeist wird zunächst der Ductus Wirsungianus angefärbt. Eine zusätzliche Cholangiographie gelingt jedoch häufig durch erneutes Einführen des Katheters mit einem anderen Eintrittswinkel und/oder Lagewechsel des Patienten. Neben einer sorgfältigen Kontrolle der Füllung des Ductus Wirsungianus, der ohne die Azinusfüllung als „unbelaubter Baum" dargestellt sein sollte, sind Aufnahmen in verschiedenen Positionen vor und während der Entleerungsphase aus dem Gallengangsystem dringend erforderlich. Die Unterscheidung instillierter Luftblasen von Konkrementen bereitet auf den Röntgenaufnahmen gelegentlich Schwierigkeiten.

Ergebnisse

Von den zahlreichen Krankheitsbildern, die mit Hilfe der endoskopischen Cholangio-Pankreatikographie (ERCP) an unserer Klinik diagnostiziert wurden, möchte ich die chronische Pankreatitis, das Pankreaskarzinom und die pathologischen Veränderungen an den Gallenwegen besprechen.

Chronische Pankreatitis (Tab. 1)

In einer Gruppe von 64 Patienten mit chronischer Pankreatitis befanden sich 55 Männer und 9 Frauen. Bei genauer Befragung gaben 34 Männer (53 %) überwiegend aus der Altersgruppe zwischen 20–40 Jahren einen Alkoholabusus mit einer Einnahme von mehr als 100 g/die an. Die Diagnose wurde bei 40 Fällen chirurgisch-histologisch oder durch Autopsie gesichert. Bei 11 Patienten lag eine Kalzifikation

Tabelle 1 Endoskopisch-radiologische Cholangio-Pankreatikographiebefunde (= ERCP) bei chronischer Pankreatitis. Isolierte und/oder multiple Veränderungen am Pankreasgang

ERCP-Befunde (n = 64)	
Papillenstenose	19 (29,7 %)
KM-Stop	7 (10,9 %)
Zyste/n	9 (14,0 %)
Strikturen	47 (73,0 %)
Kalzifikationen	19 (29,7 %)
„Kleines Pankreas"	1 (1,5 %)

des Pankreas vor, bei 4 Fällen wurde eine exkretorische Insuffizienz beobachtet. Bei den übrigen fanden sich rezidivierende Amylaseerhöhungen zum Teil mit endokriner Insuffizienz. Bei allen bestanden Veränderungen an der Papille, an den Gängen oder dem Parenchym der Bauchspeicheldrüse. Die Inzidenz der Befunde im retrograden Pankreatikogramm zeigt Tab. 1. Mit 73 %/o waren Strikturen des Pankreasganges entweder isoliert oder kombiniert mit anderen hier aufgeführten Veränderungen am häufigsten vertreten. Je 19mal fanden sich Papillenstenosen und Kalzifizierungen des Parenchyms oder der Gänge. Abrupte Kontrastmittelabbrüche wurden bei 7, Pseudozysten bei 9 Personen gefunden. Ein „kleines Pankreas" mit exkretorischer Insuffizienz bei einer Patientin mit Billroth-II-reseziertem Magen ist ätiopathogenetisch derzeit nicht deutbar. Diese Befunde waren entweder isoliert oder kombiniert vorhanden, so daß die Addition der absoluten Prozentzahlen nicht 64 bzw. 100 ergibt. – Obwohl sich die chronische Pankreatitis an dem Gangsystem am häufigsten in Form von Kaliberschwankungen bzw. Strikturen niederschlägt, darf diese Veränderung nicht differentialdiagnostisch gegenüber dem Pankreaskarzinom verwendet werden, da sich hier ein ganz ähnliches Bild bieten kann.

Pankreaskarzinom (Tab. 2)

Bei 16 Patienten wurden auf endoskopischem Wege 9mal Veränderungen im Duodenum gefunden. Die retrograde Pankreasdarstellung zeigte 4mal Stenosen, bei 3 Fällen

Tabelle 2 Endoskopische Befunde am Duodenum und durch ERCP diagnostizierte Veränderungen an den Gangsystemen beim Pankreaskarzinom

ERCP-Befunde (n = 16)	Path. Befunde
Duodenum	9
Pankreas	
Stenosen 4	
KM-Stop 3	7
(o. B.: 3; nicht dargestellt: 6)	
Gallengang	
Stenosen 9	
Verschluß 2	11
(nicht dargestellt: 5)	

einen Abbruch der Kontrastmittelfüllung. Bei 3 Patienten fand sich keine Veränderung, 6mal gelang die Darstellung nicht. Bei 11 Patienten war der Gallenweg ebenfalls betroffen. Hier fanden sich 9mal Stenosen und 2 Verschlüsse. Bei 5 Personen gelang die retrograde Cholangiographie nicht. –

Bei 15 Patienten wurde der operative Eingriff als biliäre Drainageoperation oder als Probelaparotomie beschlossen. Nur einmal konnte noch eine Whipple'sche Operation ausgeführt werden. – Obwohl die Karzinomdiagnose in jedem Fall mit Hilfe des endoskopischen Cholangio-Pankreatikographie gestellt oder erhärtet wurde, war dies bei 15 Patienten ohne prognostische Bedeutung. Das Problem der Früherkennung des Pankreaskarzinoms ist also eher in der rechtzeitigen Erkennung früher Symptome durch den Patienten und den erstkonsultierten Arzt zu sehen. Verbesserungen der Diagnostik durch die Kombination verschiedener Untersuchungsmethoden, wie Pankreatikographie, Endoskopie, Sonographie, Zytologie u. a. ändern an dieser Tatsache vermutlich nichts.

Pathologische Befunde an den Gallenwegen

Bei insgesamt 104 Personen aus unserem Krankengut fanden wir sichere pathologische Veränderungen*, deren pathogene Wertigkeit fraglich ist. Gallensteine im Ductus choledochus oder der Gallenblase waren 34mal vorhanden. Bei 38 Patienten fanden wir benigne oder maligne Stenosen des Gallengangs, 26mal eine Stenose der Papilla Vateri mit

Tabelle 3 Mittels retrograder Cholangiographie diagnostizierter Veränderungen am Gallengangssystem

ERCP-Befunde			
Steinleiden			34
Stenosen des D. C.	benigne	20	
	maligne	18	38
Stenosen der Papilla V.	benigne	22	
	maligne	4	26
Fremdkörper im distalen D. C.			2
Sonstige path. Befunde			4
Fraglich path. Befunde			7
Geamtzahl			111
Biliodigestive Fisteln			15

* Bei weiteren 7 Veränderungen

konsekutiver Dilatation des Gallengangsystems. Bei den beiden Fremdkörpern im intrapankreatischen Anteil des Ductus choledochus nach Choledocho-Duodenostomie handelte es sich in je einem Fall um Nahrungsmittelreste und um das Ende eines T-Drains, welches letztere endoskopisch extrahiert werden konnte. Unter den „sonstigen pathologischen Veränderungen" befanden sich 2 lange Zystikusstümpfe nach Cholezystektomie, zystische Dilatationen des Gallengangsystems bei Mukoviszidose und eine primär sklerosierende Cholangitis. Gelegentlich hat die retrograde Cholangiographie ebenfalls einen therapeutischen Effekt, wenn es nämlich bei einem präpapillär lokalisierten Konkrement im Ductus choledochus gelingt, dieses durch forcierte Kontrastmittelinstillation leberwärts zu drängen und den Ikterus vorübergehend zum Abklingen zu bringen. – Spontane oder operativ hergestellte Anastomosen zwischen dem Gallengangssystem und dem Darmlumen sind eine wichtige Indikation für die Duodenoskopie, da es hiermit besser als mit den Routineverfahren gelingt, die Abflußverhältnisse zu kontrollieren und Zangenbiopsien aus verdächtigen Alterationen in den größeren Gallengängen unter Röntgenkontrolle zu entnehmen.

Zweifellos gehört der Verschlußikterus zu den wichtigsten Indikationen der retrograden Cholangiographie. Immerhin konnten wir mit dieser Methode bei 37 von 56 Patienten (66,1 %) die Veränderungen am biliären Abflußsystem klären. Durch eine Verbesserung der Technik ist diese Quote sicherlich noch weiter zu erhöhen (7, 8, 11, 14). Bei kompletten oder nahezu kompletten Verschlüssen der Gallenwege können wir auf die perkutane transhepatische oder die laparoskopische Gallenwegsdarstellung jedoch nicht verzichten, da wir auf transpapillärem Wege nicht die Ausdehnung der Stenose feststellen können. Hier und bei Patienten mit Verschlußikterus, bei denen eine duodenoskopische Darstellung nicht gelingt, ist der Einsatz der Punktionsverfahren sinnvoll und erfolgversprechend. Die retrograde Darstellung auf duodenoskopischem Wege sollte jedoch der perkutanen transhepatischen oder der laparoskopischen Variante zeitlich vorangehen, da sie weniger aufwendig und ungefährlicher ist. Die Zahl der Komplikationen der perkutanen transhepatischen Cholangiographie wird von BÖTTICHER und Mitarbeitern mit 0 % (4), von BAIJINDIR und Mitarbeitern mit 1,7 % (3) und von WENZ (13) mit 5 %

angegeben. Die von WANNAGAT (12) propagierte laparoskopische Cholangiographie durch Punktion der Gallenblase ist nach Mitteilung von EWE (persönliche Mitteilung) völlig komplikationslos, wenn das Kontrastmittel nach dem Eingriff wieder aus dem Gangsystem abgesaugt wird.
Uns hat sich folgendes praktisches Vorgehen beim Verschlußikterus bewährt: An erster Stelle steht die Duodenoskopie mit retrograder Cholangiographie. Gelingt diese nicht oder ist eine deszendierende Füllung des Gangsystems durch Punktion der Leber oder der Gallenblase erwünscht, so erfolgt dies bei der nachfolgenden Laparoskopie. Diese Reihenfolge ist logisch. Der Vorschlag, zunächst zu laparoskopieren und dann zu duodenoskopieren, würde uns die Möglichkeit der optischen Kontrolle bei der Leberpunktion zur Cholangiographie entziehen.

Literatur

1 ANACKER, H.: Erkrankungen der Leber und des Gallenwegssystems. In: Klinische Röntgendiagnostik Innerer Krankheiten. Hrsg. R. Haubrich. Springer, Berlin 1966
2 BAUERLE, H., P. H. GRASSMANN, M. CLASSEN, L. DEMLING: Einsatz der Röntgentechnik in der gastroenterologischen Endoskopie. Electromedica 4 (1972) 109—114
3 BAYINDIR, S., N. HEGER, H. F. SCHIRMER, R. STECKENMESSER: Die perkutane transhepatische Cholangiographie bei ikterischen und antiikterischen Patienten. Fortschr. Röntgenstr. 111 (1969) 315
4 BÖTTICHER, R., R. GREINER, V. BUCHHOLZ: Perkutane transhepatische Cholangiographie. Dtsch. med. Wschr. 96 (1971) 1844
5 CLASSEN, M., H. KOCH, P. FRÜHMORGEN, H. BAUERLE: The importance of retrograde pancreaticography for the diagnosis and treatment of pancreatic diseases. Vortr. 2. Europ. Kongr. Gastroent. Endoskopie, Paris, 1972
6 CLASSEN, M., L. DEMLING: Präoperative Pankreasdiagnostik mit der Duodenoskopie. Chirurg 43 (1972) 247—250
7 DEYHLE, P., J. FUMAGALLI, C. PAEZ, S. JENNY, B. PRETER, M. JENNY, R. AMMANN: Klinischer Wert der endoskopischen retrograden Pankreato-Cholangiographie. Dtsch. med. Wschr. 31 (1972) 1139
8 FRÜHMORGEN, P., M. CLASSEN, H. KOCH, L. DEMLING: Retrograde cholangiography for biliary hepatic diseases. In: Endoscopy of the Small Intestine. Hrsg. L. Demling, M. Classen. Thieme, Stuttgart (In Vorbereitung)
9 KOCH, H., M. CLASSEN, L. DEMLING: Alterations of the biliary duct system in diseases of the pancreas. In: Endoscopy of the Small Intestine. Hrsg. L. Demling, M. Classen. Thieme, Stuttgart (In Vorbereitung)
10 OI, I.: Endoscopy in chronic pancreatitis. In: Endoscopy of the Small Intestine. Hrsg. L. Demling, M. Classen. Thieme, Stuttgart (In Vorbereitung)

11 STADELMANN, O., P. DEYHLE, I. FUMAGALLI, S. E. MIEDERER, B. PRETER, A. SOBBE, A. LÖFFLER, S. JENNY: The efficiency of duodenoscopy in the clinical diagnostic procedure. Vortr. 2. Europ. Kongr. Gastroent. Endoskopie, Paris 1972
12 WANNAGAT, L.: Laparoskopie der Gallenwege. Ztsch. Ärztl. Fortb. 52 (1963) 11
13 WENZ, W., G. KOLIG: Fehler und Gefahren der perkutanen transhepatischen Cholangiographie. Fortschr. Röntgenstr. 103 (1965) 713
14 WIESNER, W., H. D. WEISS, H. ANACKER: Erste Erfahrungen mit der duodenoskopischen retrograden Pankreatikographie in der Diagnostik der chronischen Pankreatitis. Dtsch. med. Wschr. 96 (1972) 991

Diagnostische Möglichkeiten der Biopsie und Laparoskopie

Von H. LINDNER

Krönung und Schlußstein in der Erkennung akuter und chronischer Lebererkrankungen stellen diejenigen Untersuchungsverfahren dar, bei welchen der Arzt das erkrankte Organ selbst in Augenschein nehmen kann und sich nicht auf die indirekten Hinweise verlassen muß, die Laboratoriumsteste, Röntgen- und Isotopenuntersuchung vermitteln. Der morphologische Befund dominiert daher unverändert für Diagnose und Prognose und bestimmt damit die Basis für das therapeutische Handeln.
Wenn auf dieser unter demselben Thema stehenden Tagung vor 12 Jahren ihr Vorsitzender und Inaugurator, Prof. Dr. Heinz KALK, den morphologischen Teil wie auch heute wieder Herrn Prof. ALTMANN aus Würzburg überließ und auf die Darstellung von Laparoskopie und Leberbiopsie verzichtete, so ist dies wohl vor allem dem Umstand zuzuschreiben, daß damals die Fotodokumentation laparoskopischer Befunde noch unzulänglich und die Technik der perkutanen Leberbiopsie nach Menghini noch nicht ihre heutige Verbreitung erlangt hatten. Laparoskopie und Leberbiopsie ermöglichen es dem Kliniker heute, den Pathologen im Sinne der klinischen Pathologie als verantwortlichen Konsiliar sozusagen an das Krankenbett heranzuziehen und ihn an den diagnostischen Überlegungen und den darausfolgenden therapeutischen Konsequenzen teilhaben zu lassen.
Wenden wir uns nun zunächst denjenigen Verfahren zu, die möglicherweise einen konkurrierenden Anspruch auf die morphologische Leberdiagnostik erheben können. Dies gilt besonders für die Szintigraphie. Sie hat sich, vorgeschaltet als Screeningverfahren vor Laparoskopie und Leberbiopsie, sicher bewährt. Die systembedingten Fehlermöglichkeiten müssen jedoch bekannt sein.
So gibt es eine ganze Reihe Interpretationsschwierigkeiten bei der Leberszintigraphie, die sicher den Erfahrenen nur gelegentlich auf die falsche Fährte locken. Als falsch positiver Befund wird die Fehldeutung als Lebermetastase angesehen. Insbesondere eine vorliegende Zirrhose kann dem untersuchenden Arzt Schwierigkeiten bereiten. Daß aber auch

bei völlig normalem histologischem Befund eine Metastasierung mit den daraus möglicherweise folgenschweren Konsequenzen szintigraphisch angenommen werden kann, zeigt, wie wichtig die sorgfältige Abklärung des vorliegenden Krankheitsbildes durch die Laparoskopie ist.

Tabelle 1   Autopsiebefunde bei 69 Patienten mit falsch positiver Szintigraphie (W. NAGLER 1963)

Zirrhose	22
Fettleber	17
Leberabszeß	7
Lebernekrose und Fettleber	9
Normaler histologischer Befund	14

Auch eine ganz neue Statistik zeigt die Fehlerquote der Leberszintigraphie bei Metastasenleber noch mit über 25 %. Die Szintigraphie zeigte nach den sorgfältigen Untersuchungen von CASTAGNA ein Vorliegen oder Nichtvorliegen von Metastasen in 74,3 %. Das Ergebnis war falsch positiv bei 14,7 % und falsch negativ bei 11 %.

Wir kommen somit zu dem Schluß, daß die Szintigraphieverfahren in der morphologischen Leberdiagnostik nur begrenzte Möglichkeiten mit einem hohen Unsicherheitsfaktor bieten.

Perkutane Leberbiopsie

Die einfach zu handhabende und elegante Methode der perkutanen Leberbiopsie könnte dazu verleiten, sie häufiger einzusetzen, als es durch ihre diagnostische Sicherheit tatsächlich gerechtfertigt ist. Übereinstimmend haben deutsche Hepatologen folgende Indikationen (24) der perkutanen Leberbiopsie zugewiesen:

Funktionelle Hyperbilirubinämie
Fettleber
Akute Hepatitis
Verlaufskontrolle laparoskopisch erhobener Befunde
Laparoskopie nicht möglich.

Chronische Hepatitis und Leberzirrhose werden Sie in dieser Tabelle vermissen, weil das Ergebnis unter dieser Indikation nicht sicher genug ist.

Möglichkeiten der Biopsie und Laparoskopie

Die Unsicherheit der perkutanen Leberbiopsie bei chronischen Lebererkrankungen zeigt eine eigene Untersuchung (8), bei welcher die perkutane Leberbiopsie der Laparoskopie vorausging. Bei 236 Patienten mit Leberzirrhose wurde die Diagnose in 21 % der Fälle durch die Leberbiopsie allein nicht gestellt, d. h. der Pathologe diagnostizierte eine chronische Hepatitis, eine periportale Leberfibrose oder den Befund einer normalen Leber. Bei 71 Patienten mit chronischer Hepatitis wurde die korrekte Diagnose in 11 % aus dem Befund der perkutanen Biopsie allein nicht erkannt.
Eine Umfrage (9) unter Hepatologen führte zu folgendem Ergebnis in der Einschätzung der diagnostischen Sicherheit der perkutanen Leberbiopsie bei Vorliegen einer Leberzirrhose:

Tabelle 2 Prozentsatz des diagnostisch unzureichenden Ergebnisses beim Vorliegen einer Leberzirrhose

Autor	Fallzahl	%
MENGHINI	3000	30–50
BRÜGEL*	1350	46
NORPOTT	2000	30–40
MARKOFF	1104	33
BECK	1700	20–30
LINDNER*	3073	21
WILDHIRT	4485	15–20
WEWALKA	1315	15–20
THALER	2211	10–20

* Eigene Untersuchungen

Aufgrund vergleichender Untersuchungen des Ergebnisses der während der Laparoskopie durchgeführten Leberbiopsie und des erhobenen Laparoskopiebefundes stellen VIDO und WINCKLER eine Fehlerquote der Leberbiopsie von 32 % fest. Ist aber eine Laparoskopie aus Gegebenheiten, die sowohl in der Person des Patienten als auch in denen des untersuchenden Arztes liegen können, nicht möglich, sollte auf jeden Fall unter Kenntnis der Irrtumswahrscheinlichkeit lieber eine perkutane Leberbiopsie durchgeführt werden als ganz auf die Information zu verzichten, die der morphologische Befund dem behandelnden Arzt geben kann.
Auch hinsichtlich der Form der vorliegenden Lebererkrankung, nämlich der Unterscheidung, ob es sich um eine fein-

knotige oder grobknotige Leberzirrhose handelt, ist der Pathologe überfordert, wenn er sich auf den kleinen Punktionszylinder verlassen muß.
Dies zeigt eine eigene Untersuchung (12). Bei 83 Fällen von feinknotiger Leberzirrhose bestand eine Diskrepanz in 38 % der Fälle, noch größer war die Diskrepanz bei Benutzung der Menghini-Nadel:

Tabelle 3 Laparoskopie: feinknotige Leberzirrhose

Gezielte Biopsie mit der Silverman-Nadel

n : 83

Übereinstimmung	Diskrepanz
51 (62 %)	32 (38 %)

Perkutane Biopsie mit der Menghini-Nadel

n : 22

Übereinstimmung	Diskrepanz
8	14

Bei der Betrachtung des laparoskopischen Bildes der feinknotig toxisch degenerativen Leberzirrhose kann man sich wohl vorstellen, daß die Interpretation des Pathologen davon abhängt, welches Regenerat von der 1,2 mm starken Menghini-Nadel getroffen wird (Abb. 1, s. Farbtafel I bei S. 88).
Eine nicht ganz so große Diskrepanz findet sich bei 30 % von 150 Patienten mit postnekrotischer, d. h. grobknotiger Leberzirrhose. In diesem Fall ist die Diskrepanz bei den 27 Fällen, bei denen eine perkutane Leberbiopsie mit der Menghini-Nadel durchgeführt wurde, noch größer.

Tabelle 4 Laparoskopie: postnekrotische Zirrhose

Gezielte Biopsie mit der Silverman-Nadel

n : 150

Übereinstimmung	Diskrepanz
105 (70 %)	45 (30 %)

Perkutane Biopsie mit der Menghini-Nadel

n : 27

Übereinstimmung	Diskrepanz
16	11

Tafel I

**Eiweißchemische und immunologische
Untersuchungen bei Lebererkrankungen** (s. S. 9)

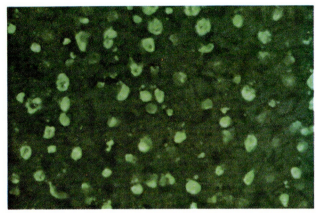

Abb. 3   Positive Kern-Fluoreszenz bei Autoimmunreaktion

Diagnostische Möglichkeiten der Biopsie und Laparoskopie (s. S. 85)

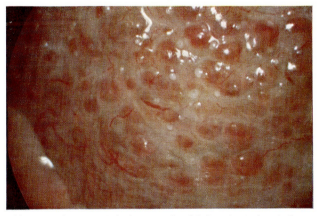

Abb. 1   Inaktive toxisch degenerative feinknotige Leberzirrhose.
Aufgenommen mit dem Luminalaparoskop mit Nahsichtoptik
und einem 135-mm-Objektiv

Tafel II

Fortsetzung: Diagnostische Möglichkeiten der Biopsie und Laparoskopie (s. S. 85)

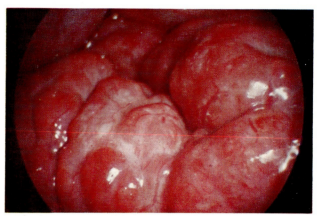

Abb. 2 Postnekrotische grobknotige aktive Leberzirrhose. Aufgenommen mit dem Luminalaparoskop mit Nahsichtoptik und einem 110-mm-Objektiv

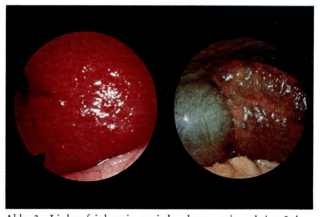

Abb. 3 Links: feinknotig toxische degenerative aktive Leberzirrhose
Rechts: drei Jahre später Verschlußikterus mit prallgestauter Gallenblase infolge eines Choledochuskarzinoms

Tafel III

Das Leberszintigramm (s. S. 105)

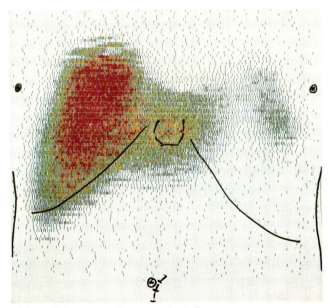

Abb. 3   Szintigramm einer normalen Leber

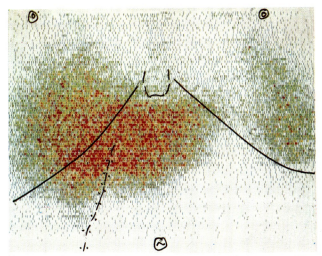

Abb. 4   Szintigramm bei Leberzirrhose mit Aktivitätsverschiebung in den linken Lappen und Vergrößerung des linken Lappens

Tafel IV

Fortsetzung: Das Leberszintigramm (s. S. 105)

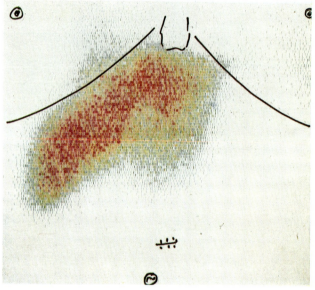

Abb. 6 Szintigramm eines Leberabszesses. a Rückenlage, b Seitenlage

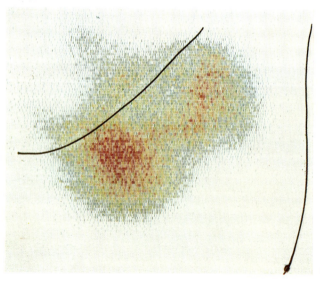

Auch hier müssen wir dem Pathologen zugute halten, daß wir ihm kein für die gesamte Leber repräsentatives Material zur Verfügung stellen können. Im Gegenteil könnte er unter Umständen bei einem solchen Befund zu dem Schluß kommen, daß eine normale Leber vorliegt (Abb. 2, s. Farbtafel II bei S. 88).

Die Unsicherheit der morphologischen Diagnose, welche sich allein auf die Kenntnis des histologischen Befundes durch die perkutane Leberbiopsie stützt, ist auch in den Ländern bekannt, in denen die Laparoskopie nur wenig oder gar nicht verbreitet ist. Dies geht aus den Kommentaren und Stellungnahmen (13, 27) zu der von einer Expertengruppe europäischer Pathologen erarbeiteten Definition der chronischen Hepatitis (4) hervor. "Clarity and Confusion in Active Chronic Hepatitis" lautet der Titel eines Editorial im British Medical Journal (27). Hier wird behauptet, daß tatsächlich zum Zeitpunkt der Diagnose einer chronisch aktiven Hepatitis bereits eine Zirrhose vorliegt. Der Terminus aktive chronische Hepatitis deckt so unterschiedliche Stadien wie die chronisch aggressive Hepatitis vom Typ 2 A bis hin zur kryptogenen Zirrhose, ja sogar bis zur portal dekompensierten Leberzirrhose. Diese Begriffsverwirrung ist nur auf die stark eingeschränkte Sicherheit der morphologischen Diagnose zurückzuführen, die sich allein auf die perkutane Leberbiopsie stützt und die durch die Laparoskopie gegebenen Möglichkeiten zur Beurteilung des makroskopischen Aspektes vernachlässigt.

Tabelle 5 Pathologische Leberfunktionsproben und perkutane Leberbiopsie bei Patienten mit Metastasenleber (R. YESNER, H. O. CONN 1963)

			positive Biopsie	
BSP APh GOT		n	n	%
Drei Teste pathologisch		9	8	89
Zwei Teste pathologisch		22	16	73
Wenigstens zwei Teste pathologisch		31	24	77
Ein Test pathologisch		18	10	56
Kein Test pathologisch		17	6	35
Weniger als zwei Teste pathologisch		35	16	46

Die Leberbiopsie kann auch bei der Metastasenleber je nach Ausdehnung des Prozesses nur einen Zufallsbefund liefern. Dies geht eindeutig aus der Arbeit von YESNER und CONN hervor, welche die Korrelation der Häufigkeit pathologischer Laboratoriumsteste und der positiven Biopsie als Ausmaß der Ausdehnung der Metastasierung deutlich aufzeigen. Wenn nur ein Test von den herangezogenen, nämlich der Bromthaleintest, die alkalische Phosphatase und die Glutamatoxalacetattransaminase, pathologisch ausfällt, ist in 56 % der Fälle mit einer positiven Biopsie zu rechnen. Ist keiner der herangezogenen Teste pathologisch, ergibt sich nur in $1/3$ der Fälle der morphologische Nachweis einer Metastasenleber.

Laparoskopie

Nachdem wir die Grenzen der perkutanen Leberbiopsie aufgezeigt und besprochen haben, wenden wir uns nun den Indikationen der Laparoskopie zu.

Tabelle 6 Indikation zur Laparoskopie

Differentialdiagnose des Ikterus
Hepatomegalie
  Chronische Hepatitis
  Zirrhose
  Metastasenleber
  Zystenleber
  Echinococcosis
Tumoren des Gastrointestinaltraktes
Ascites unbekannter Ursache
Splenomegalie
Notfall-Laparoskopie
Gynäkologie

---

1. Differentialdiagnose des Ikterus

Die Bedeutung der Laparoskopie für die Differentialdiagnose Ikterus und damit zur rechtzeitigen und korrekten Stellung der Indikation zur Operation zeigt die folgende Übersicht aus dem eigenen Material (17).

Mittels einer Reihe sekundärer Phänomene, zu denen in vielen Fällen auch die Leberfarbe gehört, gelingt es, den extra- vom intrahepatischen Verschlußikterus zu differenzieren.

Als charakteristisches Beispiel sei der Fall eines Patienten demonstriert, der wegen einer toxisch degenerativen Leber-

Möglichkeiten der Biopsie und Laparoskopie

Tabelle 7 Diagnostischer Beitrag der Laparoskopie zur Operationsindikation beim Ikterus (Laparoskopien des DRK-Krankenhauses Hamburg 1965–1969)

Gesamtzahl		1088
Parenchymikterus		330
Cholestasesyndrom		73
operabel	41	
inoperabel	28	
intrahepatische Cholestase	4	

Tabelle 8 Laparoskopische Zeichen des extrahepatischen Verschlußsyndroms (17)

1. Leberfarbe: grün
2. Leberoberfläche:
   a) Hinweis auf Metastasen
   b) Abszedierende Cholangitis
   c) Gestaute Gallengänge
3. Gallenblase
   a) Courvoisiersches Zeichen (nur in 50 % klinisch feststellbar)
   b) Cholezystitis, Pericholezystitis
   c) Karzinom
   d) Steinnachweis durch Palpation mit der Sonde
4. Peritoneale Karzinose
5. Retroperitoneale Tumoren (Pankreaskarzinom u. a.)

zirrhose drei Jahre zuvor laparoskopiert worden war. Vergleicht man das Bild der grünen Leber mit der damals intensiv geröteten, und sieht man auf dem rechten Diapositiv die prall gestaute Gallenblase, kann man mit großer Sicherheit die Diagnose eines Verschlußikterus stellen. Es handelte sich um ein Choledochuskarzinom, welches in der Zwischenzeit aufgetreten war (Abb. 3, s. Farbtafel II bei S. 88).
Aber nicht immer ist die Leberfarbe von entscheidender Bedeutung für die Diagnose des extrahepatischen Verschlußikterus. Im Fall einer primär biliären Leberzirrhose sehen wir auch eine grüne Lederfarbe. Eine normale Gallenblase, und im fortgeschrittenen Stadium die Zeichen der portalen Hypertension u. U. mit einer persistierenden Umbilicalvene, lassen im Zusammenhang mit der Klinik die sichere Diagnose stellen.

92 Möglichkeiten der Biopsie und Laparoskopie

Weitere sekundäre Merkmale des extrahepatischen Verschlußikterus stellen das klinisch palpatorisch nur in 50 % der Fälle nachgewiesene Courvoisiersche Zeichen dar und der grobnarbige Umbau der Leberoberfläche im Sinne der beginnenden sekundär biliären Leberzirrhose.

In anderen Fällen zeigt sich eine verhältnismäßig unauffällige Leberfarbe. Ein partieller Verschlußikterus bei vorangegangener Cholezystektomie war nur durch die transhepatische Cholangiographie mit Sicherheit aufzuklären.

Man sieht den plötzlichen Abbruch des erweiterten Ductus choledochus vor einem die Papille verschließenden Stein (Abb. 4).

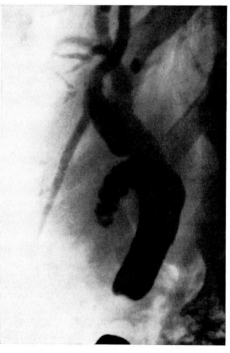

Abb. 4 Transhepatische Cholangiographie bei partiellem Verschlußsyndrom infolge Choledocholithiasis nach vorangegangener Cholezystektomie

Die Schwierigkeiten der Differentialdiagnose des Ikterus stellen auch den Erfahrenen immer wieder vor neue Situationen. Mit Hilfe der Möglichkeiten der Cholezysto-Cholangiographie und der transhepatischen Cholangiographie (17) wird er sie jedoch meistern können.

Hepatomegalie

Chronische Hepatitis und Leberzirrhose

Die Hepatomegalie bedarf in jedem Fall der sicheren Aufklärung. Dies ist bei Vorliegen einer chronischen Hepatitis besonders wichtig zur Abgrenzung gegenüber einer Leberzirrhose, weil aus der Diagnose mit der Indikationsstellung zur kombinierten Prednison- und Azathioprin-Behandlung ganz entscheidende therapeutische Konsequenzen zu ziehen sind.

Der Schwerpunkt der Laparoskopie liegt in der Oberflächenbeurteilung. Sie ist in der Lage, Kapsel, Bindegewebe und breite Periportalfelder zu erkennen, sowie ganz besonders den fein- und grobknotigen Umbau, Regenerate und Narben zu registrieren. Die Biopsie erschließt die histologi-

Tabelle 9 Gegenüberstellung der diagnostischen Aussagekraft von Laparoskopie und Biopsie (16)

Merkmal		Laparoskopie	Biopsie
Farbe	Blutgehalt	+++	+
	Fettgehalt	++	+++
	Glykogengehalt	?	++
	Eisenpigment	++	++
	Gallepigment	++	++
	Lipofuszinpigment	++	++
	Amyloid	?	++
Oberfläche	Kapselbindegewebe	+++	(+)
	Lymphgefäße	+++	(?)
	Kapselvenen	++	(+)
	Kapselexsudat	++	(+)
	feinknotiger/grobknotiger Umbau	+++	+
	Regenerate	+++	+
	Narben	+++	+
Konsistenz		++	—
Histologische Struktur	Umbau	+++	+++
	Gallengangsregenerate	—	+++
	Infiltrate	+	+++
	Granulome	+	++
	Leberzellen	—	+++
	Sternzellen	—	+++
	Sinusoide	—	++

sche Struktur und kann durch die Beurteilung von Infiltraten, Gallengangsregeneraten, Sternzellen, Sinusoiden, ganz besonders einen Hinweis auf die Aktivität des Prozesses und auf das Vorliegen von pathologischen Einlagerungen wie z. B. Fett, Gallepigment oder Eisen geben.

Aus dem Material von H. HENNING u. Mitarb. habe ich die Tabelle 10 zusammengestellt. Sie zeigt die Schwierigkeit der laparoskopischen Diagnose der chronisch aggressiven Hepatitis vom Typ II A, die nur in 60 % richtig erkannt wurde, während die Biopsie sie in 93 % erfaßte. Auch bei der chronisch aggressiven Hepatitis Typ II B bringt erst der kombinierte Einsatz beider Methoden das optimale Resultat. Hingegen ist die Laparoskopie mit größerer Sicherheit in 90 bzw. 91 % der Fälle in der Lage, eine Übereinstimmung mit der endgültigen Diagnose zu erreichen, während die Histologie in 12 bzw. 22 % der Fälle versagt.

Tabelle 10 Übereinstimmung von Laparoskopie und Biopsie mit der endgültigen Diagnose (nach H. HENNING u. Mitarb. 1972)

	Laparoskopie		Biopsie	
	n	%	n	%
Chronisch persistierende Hepatitis	55	31	55	94
Chronisch aggressive Hepatitis II a	250	60	264	93
Chronisch aggressive Hepatitis II b	124	76	122	86
mit beginnendem Umbau	222	78	216	79
Inaktive Zirrhose	94	90	59	88
Aktive Zirrhose	406	91	270	78

Metastasenleber

Die Frage der Metastasenleber haben wir bereits in der Besprechung der Abgrenzung der morphologischen Diagnostik gegenüber Szintigraphie und perkutaner Leberbiopsie besprochen. Die Laparoskopie bietet die Möglichkeit, mit geringer Traumatisierung Lebergewebe aus verdächtigen Strukturen zu entnehmen. In diesem Falle handelt es sich um ein Retikulosarkom, das Ähnlichkeit mit einem Leberkarzinom aufweist.

Echinococcosis

Die Echinococcus alveolaris ist in manchen Fällen recht schwer von einer Lebermetastasierung zu unterscheiden.

Beim Echinococcus cysticus verbietet sich die Leberpunktion wegen der Gefahr des tödlichen Schocks.

Tumoren des Gastrointestinaltraktes

Wenden wir uns nun nach Besprechung der bekannten und allgemein geübten Indikationen der Laparoskopie und der Leberbiopsie den ebenso wichtigen, aber noch nicht so verbreiteten Indikationen zu, indem wir uns in die Erinnerung zurückrufen, daß die Laparoskopie nicht eine Leberspiegelung, sondern eine Bauchspiegelung ist, und wir die mit dieser Methode gegebenen Möglichkeiten im Interesse unserer Patienten auch voll ausschöpfen sollten.

Die präoperative Laparoskopie mit der Erkennung extrahepatischer abdomineller Prozesse, wie sie schon lange von erfahrenen Chirurgen (7, 26) gefordert wird, setzt sich allmählich weiter durch. Sie kann dem Patienten die unnötige Gefährdung durch eine Probelaparotomie ersparen und dem Arzt eine morphologisch gesicherte Diagnose liefern. ZITTEL und BECK verglichen zwei Kollektive: Bei 27 Laparoskopien, durch die ein inoperables Krebsleiden festgestellt wurde, beobachteten sie zwei Todesfälle. Von 30 Patienten, die nicht laparoskopiert sondern probelaparotomiert wurden, verstarben 17 in der unmittelbaren postoperativen Phase. In vielen Fällen erübrigt die Laparoskopie die Probelaparotomie.

Durch eine vorangehende Laparoskopie kann dem Patienten eine unnötige Operation erspart werden, wenn z. B. bei einem Bronchialkarzinom bereits Lebermetastasen vorliegen. Auch der unklare Palpationsbefund, die Frage der Ausdehnung eines Stumpfkarzinoms, einer Ileitis terminalis, das Vorliegen eines Morbus Whipple, sind Indikationen, die konkurrierend zur Probelaparotomie anstehen.

Die Stadieneinteilung des Morbus Hodgkin mit der Frage nach dem Befall von Leber und Milz sowie unter Umständen auch eine Therapiekontrolle stellen eine zwar im allgemeinen Krankengut seltene, aber in bestimmten Zentren doch häufiger auftretende wichtige Indikation dar, welche auch nach Meinung zurückhaltender angelsächsischer Autoren durchaus imstande ist, die bislang geübte Probelaparotomie abzulösen, insbesondere weil die Szintigraphie hier völlig versagt hat (1, 20).

Pankreas

Neue Möglichkeiten der Pankreasdiagnostik durch direkte Inspektion des Corpus pancreatis (14), aber auch durch laparoskopisch geleitete Fiberendoskopie dieses verborgenen Organs, deuten sich an.

Differentialdiagnose des Ascites

Der folgende Abschnitt behandelt die Indikation zur Laparoskopie bei Ascites unbekannter Ursache. Auf keinen Fall sollten Patienten laparoskopiert werden, bei denen mit Sicherheit eine portal dekompensierte Leberzirrhose vorliegt, weil durch das plötzliche Ablassen des Ascites der Patient ins Coma hepaticum gelangen kann.

Hingegen klärt die Laparoskopie die Frage des unbekannten Ascites, bei dem es sich meistens um eine peritoneale Karzinomatose handelt. In Zweifelsfällen ist schnell und einfach eine Probeexzision aus einem kleinen Knoten gemacht.

Bei einer 19jährigen Frau trat plötzlich 6 Wochen nach der Entbindung von ihrem dritten Kind ein Ascites auf. Im Zusammenhang mit der Anamnese und dem laparoskopischen Befund einer fast blauen, hochgradig gestauten Leber, stellten wir die Diagnose eines Budd-Chiari-Syndroms, d. h. einer thrombotischen Verlegung der V. hepaticae. Die Diagnose wurde weiter gesichert durch Venographie. Nach mehrwöchiger Behandlung mit Streptokinase und Urokinase gelang es, die Thromben wieder aufzulösen. In einem anderen Fall führte das Vorliegen eines milchigen geringfügigen Ascites die diagnostischen Überlegungen weiter. Es handelte sich um einen retroperitonealen Tumor.

Notfall-Laparoskopie

Von den Möglichkeiten der Notfall-Laparoskopie wird heute noch viel zu wenig Gebrauch gemacht, dies nicht nur im Rahmen der Traumatologie, sondern auch des ungeklärten akuten Abdomens (5). In einem demonstrierten Fall lag eine so uncharakteristische Symptomatik vor, daß der Chirurg sich nicht zur Probelaparotomie entschließen konnte, vielmehr bat er den Internisten um eine Laparoskopie. Es fand sich ein Blutkoagulum neben der Gallenblase infolge der Perforation eines Gallensteines in das Gallenblasenbett der Leber. Auch sollte an die Möglichkeiten der Laparoskopie gedacht werden, wenn sich bei einer Komplikation der perkutanen Leberbiopsie die Frage stellt, ob aktiv chirurgisches Handeln erforderlich oder zuwartendes Beobachten möglich ist. In diesem Fall kann der Internist dem Chirurgen eine wesentliche Entscheidungshilfe geben.

Gynäkologie

Der die Laparoskopie ausübende Internist würde sich einer Informationsmöglichkeit, die im Interesse seiner Patienten liegt, begeben, wenn er nicht bei Frauen routinemäßig auch die Inspektion des kleinen Beckens in Kopftief- und Beckenhochlage vornimmt.

Somit erlauben die perkutane Leberbiopsie nach Menghini mit ihren auf Grund sorgfältiger vergleichender Untersuchungen erarbeiteten Indikationen und die Laparoskopie mit Biopsie, ergänzt durch die fotografische Befunddokumentation, die in optimaler Weise mit den Lumina-Laparoskopen und der intraabdominellen Blitzlichtfotografie möglich ist, eine risikoarme, sichere morphologische Leberdiagnostik und Untersuchung der gesamten Bauchhöhle.

Literatur

1 BAGLEY, CH. M., J. A. ROTH, L. B. THOMAS, V. T. DEVITA: Liver biopsy in Hodgkin's disease (Clinicopathologic correlations in 127 patients). Ann. Intern. Med. 76 (1972) 219
2 BECK, K. (Hrsgb.): Atlas der Laparoskopie. Schattauer, Stuttgart 1968
3 CASTAGNA, J., J. R. BENFIELD, H. YAMADA, D. E. JOHNSON: The reliability of liver scans and function tests in detecting metastases. Surgery 134 (1972) 463
4 DE GROOTE, J., V. DESMET, P. GEDIGK, G. KORB, H. POPPER, H. POULSEN, P. J. SCHEUER, M. SCHMID, H. THALER, E. UEHLINGER, W. WEPLER: Systematik der chronischen Hepatitis. Dtsch. med. Wschr. 93 (1968) 2101
5 FAHRLÄNDER, H.: Die Laparoskopie bei abdominellen Notfällen. Dtsch. med. Wschr. 94 (1969) 890
6 HENNING, H., D. LOOK, H. V. BRAUN, C. J. LÜDERS: Die Laparoskopie — heute. Ergebnisse und Risiken bei 3100 Untersuchungen. Internist. Prax. 12 (1972) 385
7 LINDENSCHMIDT, TH.-O.: Der Chirurg und die Laparoskopie., in: H. Lindner (Hrsg.): Grundlagen und Fortschritte der Laparoskopie. Demeter-Verlag Gräfelfing 1970
8 LINDNER, H.: Die perkutane Leberbiopsie mit der Menghini-Nadel. Med. Welt (1962) 2265

9 LINDNER, H.: Grenzen und Gefahren der perkutanen Leberbiopsie mit der Menghini-Nadel. Erfahrungen bei 80 000 Leberbiopsien. Dtsch. med. Wschr. 92 (1967) 1751
10 LINDNER, H. (Hrsgb.): Grundlagen und Fortschritte der Laparoskopie. Demeter-Verlag, Gräfelfing 1970
11 LINDNER, H. (Hrsgb.): Die perkutane Leberbiopsie. Demeter-Verlag, Gräfelfing 1971
12 LINDNER, H.: Die Laparoskopie beim alkoholbedingten Leberschaden. In: W. Gerok, K. Sickinger, H. H. Hennekeuser (Hrsgb.): Alkohol und Leber. Schattauer, Stuttgart 1971
13 MCINTYRE, N., P. J. SCHEUER: Chronic hepatitis. Scand. J. Gastroent. 6 (1971) 671
14 MEYER-BURG, J.: The inspection, Palpation and Biopsy of the Pancreas by Peritoneoscopy. Endoscopy 4 (1972) 99
15 NAGLER, W., M. A. BENDER, M. BLAU: Radioisotope photoscanning of the liver. Gastroenterology 44 (1963) 36
16 SEIFERT, G. H. LINDNER: Histologischer und laparoskopischer Leberbefund, in: H. LINDNER (Hrsg.): Grundlagen und Fortschritte der Laparoskopie. Demeter-Verlag, Gräfelfing 1970
17 SEIFERT, G., H. LINDNER: Zur Differentialdiagnose des intra- und extrahepatischen Verschlußsyndroms. Langenbeck's Arch. Chirurg. 327 (1970) 347
18 THALER, H.: Leberbiopsie. Ein klinischer Atlas der Histo-Pathologie. Springer, Berlin 1969
19 VIDO, I. K. WINCKLER: Diagnose der Lebercirrhose an Hand laparoskopischer und histologischer Befunde. Med. Klin. 67 (1972) 400
20 DEVITA, V. T., C. M. BAGLEY, B. GOODELL, D. A. O'KIEFFE, N. P. TRUJILLO: Peritoneoscopy in the staging of Hodgkin's disease. Cancer Research 31 (1971) 1746
21 WANNAGAT, L.: Indikation zur direkten Cholecysto-Cholangiographie und Cholangiographie. Dtsch. med. Wschr. 94 (1969) 2111
22 WEPLER, W., E. WILDHIRT: Klinische Histopathologie der Leber. Thieme, Stuttgart 1968
23 WILDHIRT, E.: Bedeutung und Wert der Laparoskopie und gezielten Leberpunktion. Thieme, Stuttgart 1964
24 WILDHIRT, E.: Laparoskopie und Leberbiopsie. Wien. med. Wschr. 120, (1970) 66
25 YESNER, R., H. O. CONN: Liver function tests and needle biopsy in the diagnosis of metastatic cancer of the liver. Ann. Intern. Med. 59 (1963) 62
26 ZITTEL, R. X., K. BECK: Die Bedeutung der Laparoskopie in der Chirurgie. Dtsch. med. Wschr. 88 (1963) 1999
27 N. N.: Clarity and confusion in active chronic hepatitis. Brit. med. J. (1971) 126

Portographische Untersuchungen (Splenoportographie und Segmentangiographie)

Von L. WANNAGAT

Wie so oft im Leben ist auch vieles in der Medizin schon dagewesen. Im Jahr der Wiedereröffnung dieser Bad Mergentheimer Stoffwechseltagungen hatte ich den ehrenvollen Auftrag, über portographische Untersuchungen zu berichten. Heute stehe ich mit dem gleichen Thema vor Ihnen. Frage: Habe ich zu widerrufen, was ich vor 12 Jahren gesagt habe? Erfreulicherweise nein. Man kann tatsächlich, und das hatte ich 1960 herausgestellt, mittels der *Splenoportographie* leichte Formen der Hepatitis (die subakute und subchronische Verlaufsphase) von fortgeschrittenen, also der chronischen Hepatitis und den Zirrhosen unterscheiden. Die ersteren zeigen ein normales, größerkalibriges, intrahepatisches Portogramm. Veränderungen lassen sich nur in der Peripherie mit Kaliberschwankungen, einer stellenweise kleinfleckigen Kontrastmittelansammlung und oft typischen, scharf abgesetzten Gefäßabbrüchen nachweisen. (Wir sprechen von einem gesunden Baum im Vorfrühling.) Anders bei den chronischen Formen. Hier findet sich eine deutliche Rarefizierung der Gefäße und als Ausdruck der periportalen Fibrose das charakteristische *Baumwurzelphänomen*, kenntlich an der verlängerten Verweildauer des Kontrastmittels in den Nebenästen im Vergleich zu den zur gleichen Zeit bereits weitgehend kontrastmittelleeren, größeren Pfortaderzweigen. Für die Diagnose der Zirrhose sind kennzeichnend: Formveränderungen aller Pfortaderbahnen, Streckung und Kalibereinengung auch der großen Gefäße erster und zweiter Ordnung (entlaubter, dürrer Winterbaum). Aber der Pathologe kann diese Veränderungen umfassender und auch differenzierter analysieren, da er nicht nur die Form, vielmehr auch Ausdehnung und Aktivität und somit Verlauf und Prognose präzise beschreibt und beurteilt. Entnimmt man nicht nur einen, sondern zwei, besser sogar drei Zylinder aus verschiedenen Stellen der Leber, so ist die Aussage stets befriedigend, oft imponierend.

Die intrahepatische Leberdiagnostik ist also keine Stärke der Splenoportographie. Zwar können mit ihr ein raumeinengender Vorgang wie Metastasen (Durchmesser über 3 cm), Echinokokkosen, besonders wenn diese bereits zu Gefäßverdrängungen und -abbrüchen geführt haben, auch Speicherungsvorgänge erheblicheren Grades (Fettleber) erkannt, zumindest mit großem Wahrscheinlichkeitsgrad vermutet werden, doch stehen bei dieser Fragestellung die Lichtmikroskopie, die nuklearmedizinische Diagnostik und in zunehmendem Maße die Elektronenmikroskopie vornean (Demonstration: Splenoportogramm, Sonogramm, Szintigramm).

Die *Domäne der Splenoportographie* ist die *extrahepatische Diagnose:* Der Nachweis von Ösophagusvarizen (beweisend ist der zentrifugale Reflux in die V. coronaria ventriculi), von *Umgehungskreisläufen* (Darstellung von Netz-, Magen-, Intestinal- und Plexus rectalis-Gefäßen), eines *Baumgartensyndroms* (aus dem Fetalstadium verbliebene, offene Nabelvene), einer *splenorenalen Anastomose* (spontaner Shunt bei hochgradiger, portaler Hypertension), verlangsamten Strömung (sog. stehende Blutsäule in Milznähe bis zu 9 und mehr Minuten), der Nachweis von intravitalen Thrombosen, Gefäßverlegungen und -veränderungen durch Zysten und solide Tumoren gehört zur Routine. Indirekt ist es möglich, (Langzeitmessungen in der Milzpulpa) ein Indiz für den Pfortaderhochdruck (starre Kurve, hohe Werte, im Spleno-porto-gramm, Stromumkehr, Stase) zu gewinnen. Damit kann, und das ist für den Chirurgen wichtig, die Indikation für einen Shunt (portokaval bzw. splenorenal) exakt gestellt und die technische Durchführbarkeit des Eingriffes vorausgesagt werden. (Offener Pfortaderstamm, offene Milzvene, genügend lang angelegte, gut ausgebildete und übersichtlich angeordnete Gefäße.)

Wird die Splenoportographie dynamisch angewandt (wiederholte Kontrastmittelinjektionen bei ständigem Lagewechsel des Probanden), können auch funktionelle Störungen erfaßt und ein Einblick in die Pathophysiologie des Pfortaderkreislaufes gewonnen werden. Hier sind zu nennen: Der *Pelotteneffekt* (mangelhafte Auffüllung der Milzvene im letzten Drittel, typisch für Pankreaskopfschwellungen), der intra- und extrahepatische *orthostatische Effekt* als Frühsymptom einer gestörten Strömung.

Komplikationen sind selten: Die gefürchtetste ist die Milzruptur. RÖSCH gibt sie in 0,2 % an. Eine erhöhte Brüchigkeit des Gewebes bei der dekompensierten Riesenmilz, der myelotischen Leukämie, bei Metastasen oder septischem Milztumor können die Voraussetzung hierfür sein. Im eigenen Material (3200 Splenoportographien) kam es zu keiner Milzruptur, dagegen 54mal = 1,7 % zu einem subkapsulären Hämatom nach Kontrastmittelinjektion. Dieses bildete sich in der Regel spontan wieder zurück. Einmal trat eine Spätblutung 7 Tage nach dem Eingriff mit einem Hb-Abfall auf 8 g% auf. Intralienale Blutergüsse sahen wir 458mal = 14,3 %. Sie sind ohne praktische Bedeutung und gehören zur Methode, denn injiziert wird in die Milzpulpa, d. h. para- und nicht intravasal. Zu irgendwelchen Nachwirkungen kommt es dabei nicht. Erreicht das Hämatom eine bestimmte Größe, so bleibt eine trichterförmige Einziehung, wie sie von der Infarktnarbe her bekannt ist, zurück.

Die *indirekte Splenoportographie*. Bei fehlender Milz, auch bei der Milzvenenthrombose kann das Kontrastmittel über einen Spezialkatheter in den Truncus coeliacus, die A. lienalis oder die Intestinalarterien injiziert werden. Nach Überwindung der Kapillarfelder gelingt es auch auf diesem Wege, den Portalstamm und die intrahepatischen Pfortadergefäße darzustellen. Diese sog. indirekte Splenoportographie (ACKER, BOIJSON 1964, DÜX 1967 u. a.) wird selten angewandt. Die Bilder erreichen bei weitem nicht die Qualität der direkten Methoden.

Der Vollständigkeit halber sei auch die *Omphaloportographie* erwähnt. Hier wird nach einem kleinen Hautschnitt auf Nabelhöhe ein Katheter in die aus dem Fetalstadium verbliebene, offene Nabelvene bis in die intrahepatischen Pfortaderäste vorgeschoben (CARBALHAES, GONZALEZ 1959, PATRASSI u. Mitarb. 1961). Bilder und Druckmeßwerte entsprechen den der direkten Methoden. Der entscheidende Nachteil der transumbilicalen Katheterisierung ist, daß bei geschlossener Nabelvene – und das ist in fast 60 % der Fall – dem Eingriff der Erfolg versagt bleibt.

Eine Weiterentwicklung der Splenoportographie ist die *Segmentportographie* (WANNAGAT 1965). Auch diese Methode wird mit laparoskopischer Technik durchgeführt. Untersucht wird nicht mehr die ganze Leber, vielmehr eines, höchstens zwei ihrer Segmente, diese aber sehr genau. Sowohl der intrahepatische Kreislauf der Pfortader als auch der Lebervenen und -arterien, in besonderer Situation sogar der Lymphbahnen können überprüft werden. Das Segmentportogramm gestattet den sicheren Nachweis von Gefäßabbrüchen, überraschend gut einen Einblick in die Ausdehnung der Bindegewebsproliferation und das Ausmaß eines Speicherungsvorganges (z. B. Leberzellverfettung), die Bestimmung der Strömungsgeschwindigkeit, die Diagnose einer intrahepatischen Cholestase (positives Retuschierungsphänomen – eine fadenförmige, kontrastmittelfreie Zone längs der kleinen Pfortaderäste auf Subsegmentebene) und die exakte blutige Druckmessung (Normalwert 10–15 mm Hg). Knotenbildungen, Zysten und Hämangiome können erkannt werden, eine chemische Analyse des direkt entnommenen Pfortaderblutes ist möglich.

Zur direkten Messung des Pfortaderdruckes ist nachzutragen, daß eine Korrelation zwischen Portaldruck, Varizenblutungen und Kollateralkreislauf nicht besteht und daß auch bei korrekter Kanülenlage falsche Werte gemessen werden können, wenn die Druckabnahme distalwärts, d. h. stromabwärts eines verschlossenen Pfortaderastes erfolgt. Charakteristisch für eine solche Situation ist der niedrige, zum Leberbefund diskrepante Druck. Es wird daher gefordert, an zwei verschiedenen Stellen zu messen, wobei die Ergebnisse gleichwertig sein müssen.

Das *Segmentvenogramm* der Leber ermöglicht die Frühdiagnose eines Budd-Chiari-Syndroms, indirekt eines Panzerherzens, eine differenzierte Analyse der Funktion und Beschaffenheit einzelner Lebervenen, die Bestimmung der örtlichen Strömungsgeschwindigkeit und nicht zuletzt die blutige, direkte Druckmessung (normal 4–8 mm Hg). Die Relation des Lebervenen- zu dem Pfortaderdruck ist wichtig für die Lokalisationsdiagnose der Blockierung des Lebergefäßbettes (präsinusoidaler bzw. postsinusoidaler Block). Verformte und im Lumen eingeengte, deformierte Lebervenen (Bild eines Korkenziehers) lassen einen hohen Grad der Bindegewebsproliferation annehmen.

Das *Segmentarteriogramm*. Der arterielle Druck (Normalwert 80–100 mm Hg) kann sowohl in den zentralen als auch peripheren Abschnitten der Leber gemessen werden. Das ist für die Prognose eines indizierten Shunts und zur Beantwortung der Frage einer ausreichenden quantitativen Sauerstoffversorgung der Leberzelle von Bedeutung. Schließlich gibt das Segmentarteriogramm besser als alle anderen darstellenden Methoden Auskunft über die Regenerationsfreudigkeit der Leber (charakteristisches Bild der Traube).

Das *Segmentlymphogramm* weist auf eine portale Hypertension hin. Gelingt die Darstellung der Lymphgefäße, so ist nach unserer bisherigen Erfahrung der Pfortaderdruck erhöht, die drainierende Funktion des lymphatischen Systems aber erhalten. Ein Befund, der die Prognose, zumindest was die Dekompensation der Leberzirrhose betrifft, günstiger erscheinen läßt.

Die *retrograde Splenoportographie*. Liegt eine Stromumkehr vor und wird eine größere Kontrastmittelmenge (20 ml) transhepatisch in einen Pfortaderast injiziert, so können über das Segment hinaus auch benachbarte Sektoren und Strömungsfelder der Leber untersucht werden. In solchen Fällen – aber nur dann – gelingt es, auch retrograd die Pfortader, gelegentlich die angrenzenden Teile der Milzvene, im Einzelfall sogar der Magen- und Netzgefäße darzustellen. Die retrograde Splenoportographie ist hilfreich für die Indikationsstellung eines Shunts, wenn es nicht möglich ist, aus welchen Gründen auch immer, den Pfortaderkreislauf über die Milz (Splenektomie, Milzvenenthrombosen, erhebliche Verwachsungen im erweiterten Bereich des Ligamentum phrenicocolicum) abzubilden.

Sie haben feststellen können, daß alle hier besprochenen Methoden der Portographie mit laparoskopischer Technik, d. h. mit visueller Kontrolle ausgeführt werden. Das gilt auch für die direkten Methoden der Gallendiagnostik, die transhepatische Cholangio-Cholezystographie mit Elektrokoagulation (WANNAGAT, 1966) und die Cholezysto-Cholangiographie, die direkte Gallenblasenpunktion (ROYER-LEE 1942).

Es ist ein historischer Verdienst von KALK und seiner Schule, die Laparoskopie und die gezielte Biopsie in das Spektrum der Routine-Leber-Diagnostik 1924 aufgenommen und mit zunehmender Intensität und Anwendungsbreite ab 1950 erfolgreich praktiziert zu haben.

Dadurch wurde die Voraussetzung geschaffen, diesem Untersuchungsverfahren weitere endoskopische Verfahren unmittelbar anzuschließen, eine Entwicklung, die maßgebend zu einem weiteren Fortschritt der Leberdiagnostik beigetragen hat.

Literatur

WANNAGAT, L.: Laparoskopische Cholezystographie und transhepatische Cholangiographie. In: L. DEMLING: Klinische Gastroenterologie. Thieme, Stuttgart 1973

WANNAGAT, L.: Druckmessung und Röntgendarstellung der Pfortader. In: H.-F. v. OLDERSHAUSEN u. H. A. KÜHN, Klinische Hepatologie (im Druck)

Das Leberszintigramm

Von W. BÖRNER

Die Anreicherung einer radioaktiven Substanz in der Leber, die von der Körperoberfläche aus nachweisbar ist, kann auf zwei unterschiedlichen Wegen erfolgen. Markierte Farbstoffe, so z. B. ^{131}J-Bengalrosa, werden nach intravenöser Injektion in der Leber akkumuliert und rasch durch die Polygonalzellen des Parenchyms in die Gallengänge ausgeschieden. Markierte Kolloide dagegen werden durch die in der Leber reichlich vorhandenen Zellen des retikuloendothelianen Systems (RES) aus dem Kreislauf eliminiert und irreversibel gespeichert (6).
Aus diesem unterschiedlichen Stoffwechselverhalten läßt sich unschwer folgern, daß markierte Farbstoffe bevorzugt zur Erfassung der Funktion des Leberparenchyms herangezogen werden. Für die Beurteilung der Morphologie der Leber durch das Szintigramm haben sich dagegen markierte Kolloide bewährt (9); die irreversible Speicherung in den Kupferschen Sternzellen ermöglicht eine ausführliche Untersuchung ohne Zeitdruck, da eine Änderung der Aktivitätsverteilung während der Untersuchung nicht eintritt.
Beim Gesunden erfolgt die Blutclearance des markierten Kolloids durch die RES sehr rasch mit einer Halbwertszeit von ca. 3 Minuten. Ist die Leberdurchblutung gestört, kann die Clearance verlängert und die Speicherung des Kolloids vermindert sein, weshalb erst nach Erreichen des Speichermaximums mit der Szintigraphie begonnen werden sollte (7). Wir schreiben deshalb das erste Szintigramm im allgemeinen frühestens 30 Minuten nach der Injektion. Der Parenchymuntergang kommt szintigraphisch als Speicherdefekt zur Darstellung, ohne daß allein hieraus eine Artdiagnose möglich ist. Bei sorgfältiger Beurteilung der Speicherausfälle nach ihrem Sitz, ob sie einzeln oder multipel vorhanden sind, oder ob eine Konzentrationsverminderung bzw. -verlagerung des Kolloids besteht, sind jedoch durch das Leberszintigramm wichtige Hinweise für die Diagnosestellung zu erbringen.
Die Leberszintigraphie hat seit der Einführung kurzlebiger Radionuklide und einfacher, rascher Markierungsmethoden einen starken Aufschwung erlebt. Höhere Aktivitäten bei

gleichzeitiger Verminderung der Strahlenbelastung (1) führten zu einer Abkürzung der Scanzeit und einer nicht unerheblichen Verbesserung der Bildqualität. Wir geben heute dem ^{99m}Tc-Schwefelkolloid aus mehreren Gründen den Vorzug. Das vielseitig anwendbare ^{99m}Tc kann mit Hilfe eines Melksystems von seiner Muttersubstanz ^{99}Mo gewonnen werden und steht trotz seiner kurzen physikalischen Halbwertszeit täglich in ausreichender Menge zur Verfügung. Die praktisch monoenergetische, weiche Gammastrahlung von 140 keV gestattet es, die Leber in einer dorsalen und ventralen „Schicht" zu szintigraphieren, wodurch man – zusammen mit einem Szintigramm in Seitenlage – zusätzliche wertvolle Informationen gewinnt (Abb. 1). Die Unter-

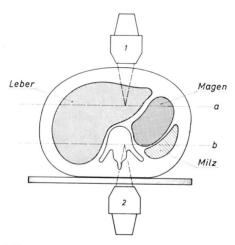

Abb. 1 Die Doppeldetektorszintigraphie der Leber mit ^{99m}Tc-Schwefelkolloid (schematisch) (1 = Obertischdetektor, 2 = Untertischdetektor; a = ventrale Schicht, b = dorsale Schicht)

suchung in 3 Ebenen erfordert allein schon die für die Szintigraphie ungünstige Form und topographische Lage der Leber. Durch die stark schwankende Partikelgröße bei ^{99m}Tc-Schwefelkolloid kommt es gleichzeitig zu einer Darstellung der Milz; dies ist für die Oberbauchdiagnostik besonders vorteilhaft.

Wegen des besseren Auflösungsvermögen der Szintigraphie mit bewegtem Detektor (Scanner) im Vergleich zu derjenigen mit stehendem Detektor (Camera), wird der ersten Methode für die morphologische Diagnostik der Vorzug gegeben (3) (Abb. 2). Diese Erfahrung, die auch wir nur bestätigen können, ist für die Leberszintigraphie in der Routinediagnostik von Bedeutung: Man kann für die Lokalisationsdiagnostik der Leber auf kostspielige Camerasysteme verzichten. Die Grenze des Auflösungsvermögens der Leberszintigraphie liegt, trotz der erstaunlichen Fortschritte auf apparativem Gebiet, bei Parenchymausfällen von 2–3 cm Durchmesser.

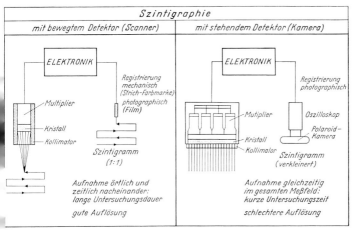

Abb. 2 Methodik sowie Vor- und Nachteile der Szintigraphie mit bewegtem und stehendem Detektor (schematisch)

Zur Verkürzung der Untersuchungszeit auf nahezu die Hälfte bewährt sich die Doppeldetektor-Szintigraphie (8). Ein getrennt einstellbarer zweiter Detektor unterhalb der Patientenliege läuft synchron mit. Das Szintigramm der kontralateralen Seite kann ohne Umlagerung des Patienten simultan mitgeschrieben werden (vgl. Abb. 1).

Die Leberszintigraphie besitzt alle Vorteile, die wir bei der Organ-Szintigraphie besonders schätzen: niedrige Strahlenbelastung, geringe Belästigung des Patienten durch die Untersuchung, keine Überempfindlichkeitsreaktionen, Möglichkeit der Darstellung von Organen, die röntgenologisch nur schwer erfaßbar sind.

Das Leberszintigramm

Für die Leberszintigraphie haben sich in den letzten Jahren folgende Hauptindikationen ergeben:

1. Bestimmung von Form, Größe und Lage
2. Nachweis von Anomalien (Situs inversus, Ektopie)
3. Nachweis von Parenchymläsionen
   a) diffuse Speicherausfälle mit Veränderung der Aktivitätsverteilung bei chronisch entzündlichen Erkrankungen und Zirrhose
   b) umschriebene Speicherausfälle durch Tumoren (Metastasen), Abszesse, Zysten (Echinokokkus), Nekrosen
4. Differentialdiagnose von Oberbauchtumoren
5. Voruntersuchung für endoskopische Eingriffe mit gezielter Organpunktion.

Die normale Leber weist zahlreiche Formvariationen auf (2), wodurch die Deutung des Szintigramms erschwert wird. Organe in der Umgebung, so z. B. die Gallenblase, aber auch Niere, Zwerchfell und Kolon können Speicherausfälle vortäuschen. Darüber hinaus wird die Beurteilung der kaudalen und kranialen Randbezirke der Leber im Szintigramm durch atmungsbedingte Verzerrungen erschwert.
Szintigraphisch ist es möglich, die wirkliche Lebergröße festzustellen (Abb. 3, s. Farbtafel III bei Seite 88). Die Leber ist nicht immer dann vergrößert, wenn sie unterhalb des Rippenbogens zu tasten ist. Nicht selten ist das normalgroße Organ lediglich nach kaudal verschoben.
Relativ einfach sind Anomalien szintigraphisch nachzuweisen, z. B. abgeschnürtes Lebergewebe, das als Tumor im Mittelbauch imponierte. Durch die zusätzliche Untersuchung mit ^{197}Hg-BMHP-geschädigten Erythrozyten kann erforderlichenfalls klar zwischen Milz- und Lebergewebe unterschieden werden.
Zur Beurteilung diffuser Leberparenchym-Erkrankungen bevorzugt man auch heute noch ^{198}Au-Kolloid. Durch die standardisierte Partikelgröße des Radiogoldkolloids von 30–40 mμ phagozytiert die Leber beim Gesunden 85 bis 95 %, die Milz nur 5–10 % (5). Dies hat zur Folge, daß die Milz nur dann zur Darstellung kommt, wenn die Phagozytose-Leistung der Leber, z. B. bei degenerativen Lebererkrankungen abnimmt. Szintigraphisch findet sich dann ein fleckiges Bild mit zahlreichen kleinen Speicherausfällen. Es kommt zu einer Verschiebung der maximalen Aktivitätskonzentration in den linken Leberlappen mit gleichzeitiger

Vergrößerung in Form einer kompensatorischen Proliferation (Abb. 4, s. Farbtafel III bei S. 88). Die Phagozytoseleistung wird erst dann von der Milz und letztlich vom Knochenmark übernommen, wenn dieser Kompensationsmechanismus erschöpft ist (5). Verständlicherweise handelt es sich hierbei um einen relativ groben Parameter für die Zirrhose-Diagnostik.

Der besondere Wert der Leberszintigraphie liegt im Auffinden umschriebener Parenchymläsionen (4), deren Nachweis möglich ist, noch ehe klinische oder biochemische Veränderungen vorliegen. Hier ist an erster Stelle die Möglichkeit der frühen Erkennung der Metastasierung eines Malignoms in die Leber anzuführen (Abb. 5). Bekanntlich ergeben sich hieraus wichtige therapeutische Konsequenzen. Natürlich ist die Unterscheidung zwischen Lebermetastasen und dem seltener vorkommenden primären Leberneoplasma szintigraphisch nicht möglich.

Die Diagnose eines Leberabszesses bietet in der Klinik oft Schwierigkeiten. Zudem sind Abszedierungen häufig durch ihren ungünstigen Sitz im kranialen, dorsalen Anteil des

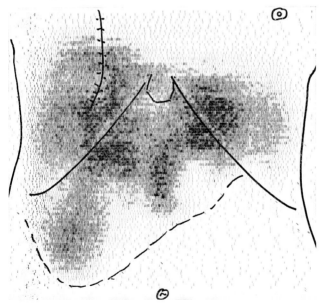

Abb. 5 Szintigramm einer Metastasenleber bei Mammakarzinom (a = Rückenlage, b = Seitenlage, c = Bauchlage)

110 Das Leberszintigramm

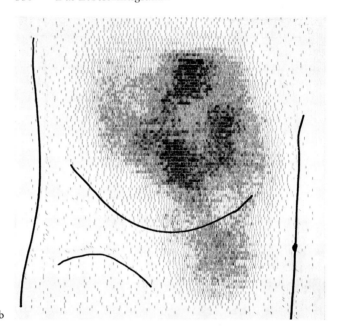

b

c 72-321

rechten Leberlappens mit den meisten anderen diagnostischen Maßnahmen schwer faßbar (Abb. 6, s. Farbtafel IV bei Seite 88). Die Szintigraphie eignet sich auch für die Verlaufskontrolle nach operativer Behandlung des Abszesses.

Für die Diagnostik, der Leberechinokokkose ist die Szintigraphie besonders wertvoll. Nachweis und Ausdehnung sind für das therapeutische Vorgehen bestimmend (Abb. 7). Selbstverständlich sind auch Hämangiome der Leber und Blutungen in die Leber szintigraphisch zu erfassen, wenn sie eine gewisse Mindestgröße überschritten haben.

Die Leberszintigraphie als Lokalisationsdiagnostik ist eine rasche, wenig belästigende und relativ exakte Methode, vor allem für die Diagnostik raumfordernder Prozesse. Unter Berücksichtigung von Anamnese und Klinik kann der Befund im Leberszintigramm einen wichtigen Beitrag zur Stellung der Diagnose liefern. Die Indikationen für die Lokalisationsdiagnostik der Leber mit Radionukliden sind heute klar umrissen. Man kann nur hoffen und wünschen, daß auch die Funktionsdiagnostik der Leber mit Radionukliden

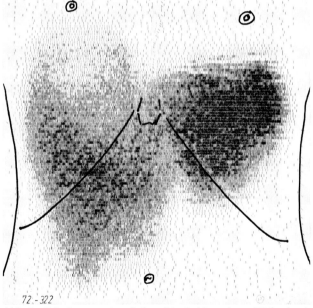

Abb. 7 Szintigramm einer Leberechinokokkose (a = Rückenlage), b = Seitenlage, c = Bauchlage)

112 Das Leberszintigramm

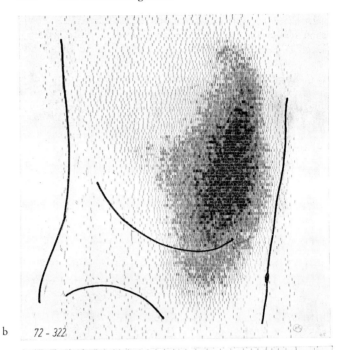

b 72 - 322

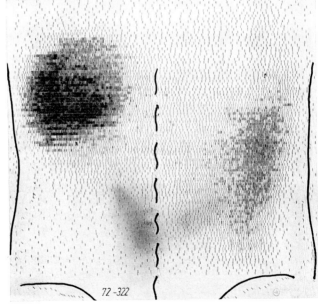

c 72 -322

Das Leberszintigramm 113

bald in gleichem Maße Eingang in die klinische Routine findet, was eine Standardisierung, aber auch eine Verbesserung der Methoden, voraussetzt.

Literatur

1 BÖRNER, W.: Verminderung der Strahlenbelastung des Patienten in der Nuklearmedizin bei Verwendung kurzlebiger Radionuklide. Radiologie 10 (1970) 376
2 FEINE, W., K. ZUM WINKEL: Nuklearmedizin. Szintigraphische Diagnostik. Thieme, Stuttgart 1969
3 HUNDESHAGEN, H.: Die Wertigkeit der Szintigraphie mit stehendem und bewegtem Detektor in der routinemäßig durchgeführten Lokalisationsdiagnostik. 10. Tgg. Ges. f. Nuclearmedizin in Freiburg, Sept. 1972
4 MCCREADY, V. R.: Scintigraphic Studies of Space-occupying Liver Disease. Sem. Nucl. Med. 2 (1972) 108
5 NUIC, M., P. OTTO: Der Wert der Leberszintigraphie für die Verlaufsbeobachtung chronischer Lebererkrankungen. Ges. Nuclearmed. Mitt. 139/70, Hannover 1970
6 SHEPPARD, W. W., G. JORDAN, P. F. HAHN: Disapperance of isotopically labeled gold colloids from the circulation of the dog. Amer. J. Physiol. 164 (1951) 345
7 TAPLIN, G. V.: Dynamic studies of liver function with radioisotopes. In: Dynamic Studies with Radioisotopes in Medicine. Vienna, International Atomic Energy Agency, 1971, 373
8 WOLF, F., R. PRÄG, E. KRÖNERT: Doppeldetektor-Szintigraphie der Leber. 8. Jahrestagung d. Ges. f. Nuclearmedizin, Hannover 1970. Schattauer, Stuttgart 1972 (S. 109)
9 YUHL, E. T., L. A. STIRRETT: Clinical evaluation of the hepatic survey. Ann. Surg. 138 (1953) 857

Die Ultraschalldiagnostik der Leber

Von D. Buchenau und H. Liehr

Ultraschalluntersuchungen sind in der Neurologie (7), der Kardiologie (8), der Ophthalmologie sowie der Gynäkologie und Geburtshilfe (4) feste Bestandteile der Diagnostik und gewinnen auch im hepatologischen Bereich zunehmende Bedeutung (2, 6). Es soll Ziel dieser Ausführungen sein, einen Überblick über die technischen Prinzipien dieser physikalischen Methoden zu geben, ihren Indikationsbereich zu umreißen und die Aussagekraft zu besprechen.

Physikalische Grundlagen *

Ultraschallwellen breiten sich im Gewebe als Longitudinalwellen aus und werden an Grenzflächen zwischen 2 Medien, z. B. Fett und Muskulatur, nach optischen Gesetzen teilweise reflektiert. Somit entstehen Echos, die von einem Empfänger aufgenommen werden. Diese Echos können nun mittels einer Braunschen Röhre einmal als Zacken einer Kurve aufgezeichnet (A-Bild) oder als Punkte (B-Bild) auf einem Leuchtschirm registriert werden (Abb. 1). Diese letzte Aufzeichnungsart erlaubt, mehrere Schallimpulse gleichzeitig parallel durch das Gewebe zu senden, wodurch dann ein zweidimensionales Schnittbild der durchschallten Region entsteht bzw. ein Sektor der untersuchten Körperregion, dessen Ausmaß durch die Senderbreite bestimmt wird. Diese Aufzeichnungsart erlaubt auch, Bewegungsabläufe zu registrieren, so z. B. die Pulsation der Aorta (Abb. 2 a).

Wird nun zur Aufzeichnung ein Speicheroszillograph verwendet und nur ein Bündel von Schallimpulsen ausgesendet, so kann durch Veränderung der Senderposition, des Applikators, ebenfalls ein Schnittbild aufgezeichnet werden, das nun aber keine Aufzeichnung von Bewegungsabläufen zuläßt, dagegen aber die Aufzeichnung von Schnittbildern der gesamten zu untersuchenden Körperregion (Abb. 3 a).

---

* Technische und physikalische Einzelheiten s. bei: Kresse, H.: Grundlagen der Deutung des Ultraschall-Echobildes in der medizinischen Diagnose. Elektromedizin, 13 (1970) 169

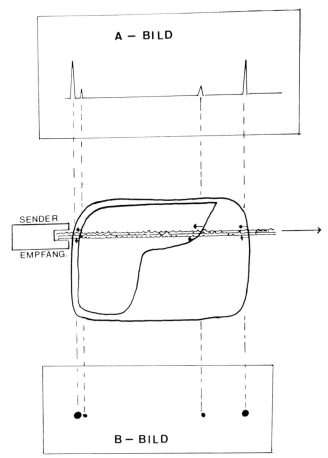

Abb. 1 Schematische Darstellung unterschiedlicher Echoregistrierung bei der Ultraschalldiagnostik. A: Aufzeichnung im Zeit-Amplituden-Diagramm. B: Aufzeichnung der Echoimpulse als Intensitätspunkte

Normale Leber (Abb. 2 b und 3 b)

Beim Durchschallen des rechten Oberbauches entstehen erste Reflexionen beim Durchdringen der Haut, danach Echoimpulse an der Muskulatur und im Bindegewebe. Vom parietalen und viszeralen Peritoneum erfolgen nur schwache Echos. Das Lebereingangsecho stellt sich dann als zarte Li-

116 Die Ultraschalldiagnostik der Leber

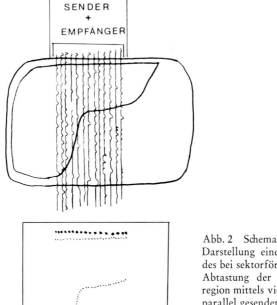

Abb. 2 Schematische Darstellung eines B-Bildes bei sektorförmiger Abtastung der Körperregion mittels vieler parallel gesendeter Ultraschallwellen (2 a) im Vergleich zum Schirmbildfoto (normale Leber) (Vidoson, Siemens AG) (2 b)

nie dar. Die gesunde Leber ist akustisch einheitlich, sie bleibt somit echofrei. Die kaudalen Partien der Leber stellen sich dann als Leberausgangsecho dar. Bei entsprechenden Geräteeinstellungen können intrahepatische Strukturen nachgewiesen werden, die Gefäßen und deren Verzweigungen entsprechen.

Das Sichtbarmachen pathologischer Veränderungen durch das Ultraschallreflexverfahren ist nun von Veränderungen der spezifischen Gewebsdichte gegenüber dem normalen Lebergewebe abhängig.

Leberzirrhose (Abb. 4)

Die bindegewebigen Umbauvorgänge bei einer Leberzirrhose und die dadurch entstehenden neuen Grenzflächen sind

Die Ultraschalldiagnostik der Leber

Ursache für das Auftreten intrahepatischer Echostrukturen, die in ihrem Ausmaß direkt abhängig von der Stärke des Umbaues sind. Entsprechend des pathologisch-anatomischen Prozesses verteilen sie sich diffus über die Leber.
Aus diesen Befunden kann lediglich das Vorliegen einer Leberzirrhose abgeleitet werden, zusätzliche Informationen differentialdiagnostischer Art lassen sich nicht gewinnen.

Intrahepatische Tumoren

Treten intrahepatische Reflexe im wesentlichen lokalisiert auf, so besteht der Verdacht auf das Vorliegen von intrahepatischen zirkumskripten Gewebsveränderungen, so z. B. der Verdacht auf das Vorliegen von Lebermetastasen. Hier können nun unterschiedliche Echomuster beobachtet werden. Je nach ihrer Zusammensetzung unterscheiden wir „positive" oder „negative" Tumorechos. Positive Tumor-

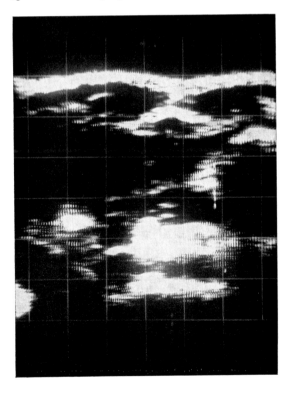

2 b

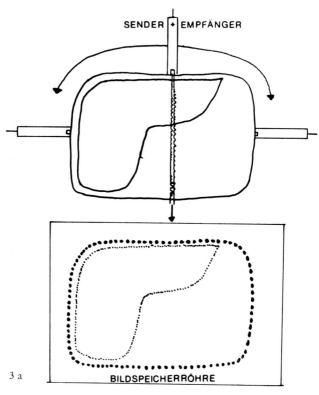

Abb. 3 Schematische Darstellung eines B-Bildes unter Verwendung einer Bildspeicherröhre und eines über die Körperregion wandernden Ultraschallsender (3 a) im Vergleich zum Schirmbild (normale Leber) (Ultraschallgerät, Fa. Kretz-Technik) (3 b)

echos entstehen bei locker strukturierten Metastasen, wodurch nicht nur Reflexe an den Grenzflächen zum normalen Lebergewebe, sondern auch im Tumor selber entstehen. Negative Tumorechos beobachtet man, wenn der Tumor homogen aufgebaut ist und nur die Grenzflächen zur Darstellung kommen.

Zystische Veränderungen (Abb. 5)

Besonders gut lassen sich umschriebene zystische Veränderungen innerhalb der Leber darstellen, da der Ultraschall in

Die Ultraschalldiagnostik der Leber 119

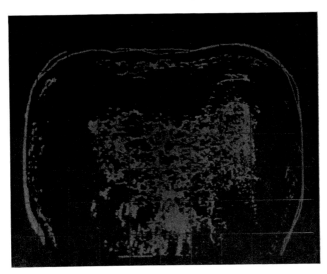

Abb. 3 b

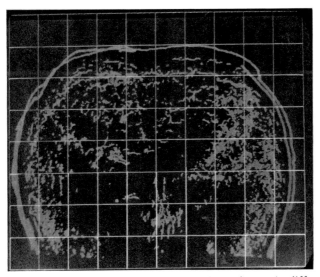

Abb. 4 Ultraschallhepatogramm einer Leberzirrhose mit diffusen intrahepatischen Echostrukturen

120 Die Ultraschalldiagnostik der Leber

Flüssigkeiten keine Reflexionen zeigt, so daß Zysten als rundliche, reflexfreie Zonen zur Darstellung kommen und sich infolge der Reflexe an der Zystenwand scharf zu einem dann meist echofreien – gesunden – Lebergewebe abgrenzen.
In der klinischen Anwendung ist die Ultraschalluntersuchung der Leber eine einfache, nicht belastende Methode. Sie erfordert allerdings von dem Untersucher ein hohes Maß an topographisch-anatomischen Kenntnissen und eine erlernbare Fähigkeit, durch unterschiedliche Geräteeinstellung hinsichtlich Verstärkung oder Abschwächung der Echoimpulse pathologische von normalen Strukturen abzugrenzen.

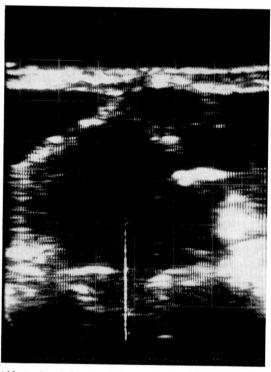

Abb. 5 Zystische Veränderungen der Leber (Echinococcus cysticus) im rechten kaudalen Leberlappen und linken Leberlappen dicht unter der Leberoberfläche

Lebervolumenbestimmung

Neben der rein diagnostischen Anwendung kann die Ultraschalltomographie der Leber auch zur Bestimmung des Lebervolumens herangezogen werden. Hierbei wird Wert darauf gelegt, nur die Leberumrisse zur Darstellung zu bekommen. Werden mehrere sagittale Schnitte durch die Leber von kranial nach kaudal gelegt, so kann durch Planimetrie der so erhaltenen Bilder die Fläche der Lebertomogramme ermittelt werden und in Kenntnis des kranio-kaudalen Durchmessers des Organes dann das Volumen bestimmt werden (3).

Die Kenntnis des Lebervolumens und der Bezug zu diesem Wert zu Durchblutungsgrößen oder quantitativen Leberfunktionsprüfungen wird in Zukunft neue pathophysiologische Erkenntnisse in der Hepatologie bringen.

Indikationen

Die Indikationen zur Ultraschalluntersuchung der Leber sind aufgrund des Vorausgesagten unterschiedlich. Die Diagnostik von diffusen bindegewebigen Veränderungen der Leber ist indiziert zur Unterstützung einer aufgrund anamnestischer und laborchemischer Daten erstellten Verdachtsdiagnose. Sollen – z. B. bei einer Leberzirrhose – zusätzliche Informationen gewonnen werden, so kann auf eine Laparoskopie nicht verzichtet werden. Es muß auch weiterhin gesagt werden, daß das Ultraschallhepatogramm diesbezüglich nur Verdachtsmomente größerer oder geringerer Validität liefert, eine endgültige Diagnosesicherung aber nicht erbringen kann.

Anders dagegen liegen die Verhältnisse bei der Darstellung intrahepatischer Tumoren, wie sie besonders im Hinblick auf die Metastasendiagnostik notwendig sein wird. Hier kann die Laparoskopie versagen, wenn die Tumorstrukturen die Leberoberfläche noch nicht erreicht haben. Somit stellt sich die Indikation zur Ultraschalldiagnostik oft im Anschluß an die Laparoskopie, kann aber auch prälaparoskopisch vorgenommen werden, wobei dann infolge der sonographischen Lagebestimmung der Metastasen eine sog. stereotaktische Punktion möglich wird (1).

Tabelle 1 Aufschlüsselung ultraschallhepatographischer Fehldiagnosen im Vergleich zur laparoskopischen und histologischen Diagnose

	normal	Chronische Hepatitis	Leberzirrhose	Metastasen-leber	sonstige
Laparoskopische Diagnose	3	6	15	12	5
Fehldiagnosen	2	5	6	1	1
gliedern sich in:	1. Metastasen 2. Metastasen	1. normal 2. normal 3. Tumor 4. normal 5. Tumor	1. normal 2. normal 3. normal 4. normal 5. normal 6. normal	1. normal	1. Metastasen

Die Ultraschalldiagnostik der Leber 123

Tabelle 2 Vergleich ultraschallhepatographisch und szintigraphisch richtig gestellter Diagnosen im Vergleich zu laparoskopischen Diagnosen

Angewendete Untersuchungsmethode	normal	Chronische Hepatitis	Leberzirrhose	Metastasenleber	Sonstige Zysten, Anomalien, Gallenblasenhydrops, Bauchwandtumor	Gesamtzahl der richtigen Diagnose
Laparoskopisch gesichert	3	6	13	12	5	39
Im Ultraschallhepatogramm richtig diagnostiziert	1	1	9 ohne Typendifferenzierung	11	4	26
Im Szintigramm richtig diagnostiziert	1	0	12 ohne Typendifferenzierung	7	0	20

Vergleich zu anderen Untersuchungsmethoden (2, 5)

Um die Aussagekraft der Ultraschalldiagnostik festzustellen, haben wir in einem Kollektiv von 41 laparoskopisch gesicherten Lebererkrankungen die Diagnose der Ultraschalluntersuchungen und der gleichzeitig durchgeführten Szintigramme verglichen. Hierbei stellte sich zuerst die Frage der Aussagekraft der Ultraschalldiagnostik. Insgesamt wurden in dem Kollektiv von 39 Patienten 13 Fehldiagnosen gestellt. Diese waren im wesentlichen in der Gruppe der chronischen Hepatitiden und Leberzirrhosen festzustellen, wobei als Fehldiagnose eine „normale Leber" im Sonotomogramm diagnostiziert wurde. Diese Fehldiagnosen betrafen meist chronische Hepatitiden mit noch geringem bindegewebigem Umbau, aber auch Leberzirrhosen, wobei der Umbau noch nicht so weit fortgeschritten war. Metastasen konnten in 11 von 12 Fällen diagnostiziert werden, auch sonstige Erkrankungen oder Anomalien der Leber weitgehend gesichert werden (Tab. 1).

Im Vergleich zur Szintigraphie wurden dagegen mehr Zirrhosen richtig diagnostiziert, allerdings schnitt die Szintigraphie bei Metastasen und anderen Veränderungen vergleichsweise schlechter ab (Tab. 2).

Für uns hat somit im Rahmen der Hepatologie die Ultraschalluntersuchung der Leber einen festen Stand in der Diagnostik tumuröser Erkrankungen, weniger dagegen zur Feststellung diffuser Leberparenchymveränderungen, die eine laparoskopische und histologische Sicherung erfordern.

Literatur

1 BLAUENSTEIN, H. W., H. R. MÜLLER: Beitrag zur Differentialdiagnose tumoröser Leberprozesse mittels Ultraschall. Schweizer med. Wschr. 98 (1968) 1716
2 BUCHENAU, D.: Die Ultraschalluntersuchung der Leber im Vergleich zur Szintigraphie und Laparoskopie. Diss. med. Gießen 1970
3 BUCHENAU, D., H. LIEHR: Die Bestimmung des Lebervolumens mittels Ultraschall. Z. Gastroenterol. 1973 (im Druck)
4 KRATOCHWIL, A.: Ultraschalldiagnostik in der Geburtshilfe und Gynäkologie. Zbl. Gynäk. 91 (1969) 113
5 LIEHR, H., D. BUCHENAU: Die Ultraschalldiagnostik der Leber im Vergleich zum laparoskopischen Bild. In: J. BÖCK, K. OSSOINIG (Hrsg.): Ultrasonographia medica. Verlag d. Wien. Med. Akademie, Wien 1969

6 RETTENMAIER, G., L. DEMLING: Ultraschallreflexion bei Hepatopathien. In: GREGOR, O., O. RIEDEL (Hrsg.): Modern Gastroenterology. Schattauer, Stuttgart 1969 (S. 1592)
7 SCHIEFER, W., E. KAZNER: Klinische Echoenzephalographie. Springer, Berlin 1967
8 SCHMITT, W., H. BRAUN: Ultraschallkardiographie. Thieme, Stuttgart 1970

Die Pathogenese der Fettleber

Von H. Thaler

Die Leber, der im Fettstoffwechsel als Erzeugungsort und Umschlagplatz eine wesentliche Bedeutung zukommt, fungiert unter pathologischen Bedingungen auch als Speicher. Über Entstehungsmechanismus, Häufigkeit und Bedeutung der Fettleber wurden erst im letzten Jahrzehnt klare Vorstellungen erarbeitet, was sowohl intensiver biochemischer und experimenteller Forschung als auch der Einführung der Leberbiopsiemethode von Menghini zu danken ist.

Bei der Fettleber handelt es sich um einen der Tribute, den die moderne Wohlstandsgesellschaft für Überernährung, mangelnde körperliche Betätigung und erhöhten Konsum von Genuß- und Arzneimitteln zu bezahlen hat, aber ebenso auch um die Folge von Not und Armut (7).

Die biochemischen Grundlagen der Fettleber sind nicht einheitlich. Eine Leberverfettung kann entstehen durch:
1. vermehrtes Fettangebot an die Leberzelle
2. vermehrte Fettsynthese in der Leberzelle
3. verminderten Fettabbau in der Leberzelle
4. verminderten Fettabtransport aus der Leberzelle.

Alle Verfettungsursachen wirken über diese Möglichkeiten, einzeln oder in Kombination.

Zur Fettleber führen nicht nur verschiedene Wege, sondern es sind auch sehr verschiedene Ursachen, die diese Wege eröffnen (Tab. 1 u. 2) (6).

Tabelle 1 Einteilung der Fettlebern nach ihrer Ursache

1. Mangelfettleber
2. Mastfettleber
3. Alkoholische Fettleber
4. Hyperlipämische Fettleber
5. Drogenfettleber
6. seltene Fettlebern
7. kombinierte Fettlebern
8. kryptogene Fettlebern

1. *Die Mangelfettleber*, also die Fettleber infolge von Unter- oder Fehlernährung, war nach dem 2. Weltkrieg auch in Europa außerordentlich häufig. Heute beschränkt sie sich

Tabelle 2 Ätiologie und Pathogenese der häufigsten Fettleberformen

Form	Ätiologie	Pathogenese
1. Mangelfettleber	Eiweißmangel	gestörter Fettabtransport
2. Mastfettleber	Kohlenhydrat-Überernährung	vermehrte Fettsynthese
3. alkoholische Fettleber	chronischer Alkoholismus	Hemmung der Fettverbrennung (Kalorieneinsparung) (gestörter Fettabtransport)
4. hyperlipämische Fettleber	endogene Hypertriglyzeridämie	vermehrte Fettsynthese vermehrtes Fettangebot
5. Drogenfettleber	verschiedene Medikamente	verschieden

auf extreme Vegetarier, Fälle von Malabsorption und konsumierender Krankheiten. In den übervölkerten Hungergebieten der Erde ist sie weiterhin mit erschreckender Regelmäßigkeit zu finden. Die Fettleber der Entwicklungsländer ist ökonomisch bedingt und entsteht, wenn neben den billigen, kohlenhydratreichen pflanzlichen Nahrungsmitteln zu wenig tierisches Eiweiß angeboten wird. Die Verarmung an essentiellen Eiweißbausteinen, darunter den sogenannten lipotropen Substanzen Methionin und Cholin, führt zum Mangel an Trägerprotein. Ohne dieses kann aber das Fett, das die Leberzelle aus Kohlenhydraten synthetisiert, nicht aus der Leberzelle geschleust werden.

Ein Schulbeispiel ist der *Kwashiokor* der Tropen. Die Krankheit tritt auf, wenn Kleinkinder infolge neuerlicher Schwangerschaft der Mutter abgestillt werden müssen und nun eine kalorisch zwar ausreichende Nahrung erhalten, die aber mehr oder weniger frei an tierischem Eiweiß ist. Neben verschiedenen anderen Ausfallserscheinungen resultiert eine mächtige Fettleber. Ein ähnliches Krankheitsbild konnte früher als Mehlnährschaden der Säuglinge auch bei uns beobachtet werden.

2. In Nordamerika liegt das Körpergewicht von 30 % der Männer und 40 % der Frauen, wenn sie älter als 30 Jahre sind, 20 und mehr Prozent über dem Idealgewicht (4). In Europa ist die Übergewichtigkeit sicherlich noch stärker vertreten, wenn auch keine genauen Zahlen darüber vorliegen. Kein Wunder, daß die *Mastfettleber* bei uns den häufigsten Fettlebertyp darstellt, wenn auch bioptisch gesicherte Unterlagen aus begreiflichen Gründen nicht vorliegen. Häufig verbirgt sich die Mastfettleber hinter der schicksalhafter klingenden Bezeichnung einer *diabetischen Fettleber*. Die große Masse der sogenannten diabetischen Fettlebern wird nämlich von übergewichtigen Altersdiabetikern gestellt.

Wir (1) konnten an 465 Diabetikern mit Fettleber zeigen, daß der Grad der hepatischen Fettanhäufung weder mit der Dauer noch mit der Schwere der Zuckerkrankheit in Beziehung steht, sondern signifikant mit dem Ausmaß des Übergewichts korreliert. Bei mageren Altersdiabetikern findet sich keine Fettleber, es sei denn, daß anderweitige steatogene Ursachen vorliegen oder eine schwere diabetische Stoffwechselentgleisung besteht.

Die Mastfettleber ist die Folge der Fettsynthese aus Kohlenhydraten, die der Überernährte andauernd und vermehrt zuführt. Nachdem die Fettdepots aufgefüllt sind, wird auch die Leber zum Speicher. Nahrungsfette spielen dagegen bei der Entstehung der Mastfettleber keine wesentliche Rolle.

3. Die *alkoholische Fettleber* überwiegt im bioptisch untersuchten Krankengut zumeist, da sich bei Alkoholikern am ehesten die Indikation zur Leberbiopsie ergibt. Die alkoholische Leberzellverfettung ist am besten untersucht und wohl auch am interessantesten. Die Exposition der Leber ergibt sich aus dem Umstand, daß 90 % des zugeführten Alkohols dort metabolisiert werden. Bei intermittierender Alkoholzufuhr (Wochenendtrinker oder Quartalsäufer) wird keine Steatose beobachtet. Sie entsteht nur bei kontinuierlichem Alkoholkonsum, wobei eine deutliche Dosis- und Zeitabhängigkeit zu beobachten ist: Bei einer täglichen Alkoholzufuhr von 150 g reinem Alkohol (das sind z. B. 2 Liter Wein) kann durchschnittlich nach 3 Wochen eine Leberverfettung nachgewiesen werden. Die erforderlichen Alkoholmengen unterliegen jedoch beträchtlichen individuellen Schwankungen, die offensichtlich genetisch, hormonell und ernährungsmäßig bedingt sind.

Über die biochemischen Grundlagen der alkoholischen Fettleber wurden verschiedene und sehr einleuchtende Theorien vorgelegt, die sich aber bei genauer Überprüfung nicht als haltbar erwiesen. So nahmen LIEBER und DAVIDSON (3) an, daß die Leberzelle aus den bei der Alkoholverbrennung anfallenden Abbauprodukten Acetyl-Koenzym A und Wasserstoff einfach wieder Fettsäuren aufbaue, was eine besonders elegante Lösung des Stoffwechselproblems darstellen würde. Die aus den Fettsäuren gebildeten Triglyceride sind nämlich inerte Verbindungen, die dem sonst allmächtigen Rückkoppelungs-(feed back)mechanismus nicht unterliegen: Auch die intrazelluläre Anhäufung großer Neutralfettmengen stört die weitere Synthese nicht. Versuche mit kohlenstoffmarkiertem Alkohol haben jedoch ergeben, daß dieser Kohlenstoff fast quantitativ wieder in der Ausatmungsluft erscheint, der zugeführte Alkohol also offenbar fast restlos verbrannt wird.

Aus dem Tierversuch ist bekannt, daß Äthanol sehr wesentlich in den Triglyceridzyklus eingreifen kann (2): Alkohol stimuliert die sympathischen Nervenendigungen im Fettgewebe, wodurch Noradrenalin freigesetzt wird, das die Fettgewebelipase aktiviert. Die dadurch einsetzende Lipolyse führt zu einem beträchtlich vermehrten Zufluß von Fettsäuren in die Leber. Beim Menschen ist dieser Mechanismus aber erst nach Alkoholgaben von 400 g nachzuweisen, das wären z. B. 1¼ Liter Whisky (!).

Die wohl zutreffende Erklärung wurde erst in den letzten Jahren gefunden (8). Bei der Oxydation von einem Molekül Äthylalkohol zu Acetat werden in der Leberzelle zwei Moleküle NAD (Nikotinamidadenin-dinukleotid) zu $NADH_2$ reduziert. Für diesen lebenswichtigen Wasserstoffakzeptor besteht aber ein Fließgleichgewicht. Das heißt, daß mit der gleichen Geschwindigkeit, mit der NAD zu $NADH_2$ reduziert wird, O_2 zugeführt werden muß, um $NADH_2$ zu NAD zu oxydieren. Aus diesem Grunde sind während der Alkoholverbrennung ¾ des Sauerstoffverbrauchs der Leber nur für diesen besonderen Zweck gebunden, und alle anderen oxydativen Vorgänge müssen weitgehend zurückgestellt werden. Dadurch ist auch der Zitronensäurezyklus gehemmt und die Verbrennung der Fettsäuren gedrosselt. Die wesentliche Ursache der alkoholischen Fettleber ist somit in einem verminderten Fettabbau in der Leberzelle zu suchen.

Da Alkohol außerdem ein rasch verwertbarer Kalorienspender ist, kann durch seine Zufuhr die Ernährungsbilanz in positiver Weise beeinflußt werden (ein Gramm absoluter Alkohol liefert bei der Verbrennung 7,1 Kalorien). Da ein Durchschnittsmensch pro Stunde 7 g absoluten Alkohol metabolisieren kann, können aus diesem Verbrennungsprozeß in 24 Stunden rund 1200 Kalorien gewonnen werden, das sind 80 %/o des Basalmetabolismus.

Bei völlig herabgekommenen Alkoholikern, die infolge chronischer Gastritis oder Geldmangels kaum tierisches Eiweiß zu sich nehmen, kann es schließlich auch an Trägereiweiß mangeln, um Fett aus der Leberzelle abzutransportieren.

4. Bei *Hyperlipämikern* sind zumeist schwere Leberzellverfettungen zu beobachten. Im allgemeinen handelt es sich dabei um Fälle von endogener Hypertriglyceridämie (Typ IV nach Fredrickson). Diese ebenfalls häufige Fettleber ist durch die pathologisch vermehrte Fettsynthese aus Kohlenhydraten und das ständige Fettangebot durch das lipämische Blut bedingt.

5. Verschiedene Medikamente können – als durchaus unerwünschte Nebenwirkung – Einfluß auf den Fettstoffwechsel der Leberzellen nehmen und eine Fettanhäufung, die *Drogenfettleber*, bewirken. Je nachdem, ob dieser Einfluß eine gewisse individuelle Disposition voraussetzt oder allgemeiner Natur ist, ist die Verfettung ein gelegentliches oder häufiges, bzw. ein konstantes Ereignis. Gelegentlich führen Meprobamat oder Paraaminobenzoesäure, häufig Thiosemicarbazone, Methimazole und Thiouracile zur Steatose. Eine konstante steatogene Wirkung haben die Kortikoide. Zur Pathogenese der Drogenfettleber ist wenig bekannt und es ist anzunehmen, daß der Angriffspunkt je nach der chemischen Struktur des Arzneimittels variiert. Von den Kortikoiden weiß man, daß sie die Fettsynthese fördern und die Fettabgabe aus der Leberzelle hemmen.

6. *Zweifelhafte und seltene Ursachen der Fettleber.* Zahlreiche Krankheiten werden angeschuldigt, eine Fettleber zu verursachen. Viele von ihnen reihen sich zwanglos in die bereits besprochenen Gruppen ein, wie etwa die Fettleber bei chronischer Enteritis in die Gruppe der Mangelfettleber. Bei anderen Krankheiten wieder handelt es sich nicht um Ursachen der Fettleber, sondern in Wahrheit um differente Organmanifestationen der gleichen basalen Stoffwechselstö-

rung. Ein Beispiel dafür ist die Fettleber bei Arteriosklerose, die auf die Hyperlipoproteinämie als gemeinsame Ursache zurückgeführt werden kann. Schließlich muß bei den zahlreichen Berichten über angebliche steatogene Krankheiten stets bedacht werden, daß die Fettleber eine so weit verbreitete Veränderung ist, daß auch zufällige Kombinationen häufig vorkommen müssen.
Auch bei Berücksichtigung dieser Einschränkungen bleiben Krankheiten übrig, die unzweifelhaft mit einer Leberzellverfettung einhergehen und die nicht in die großen Gruppen der Fettleberursachen eingeordnet werden können. Beispiele für derartige seltene Steatosen mit bekannter Ätiologie und Pathogenese sind die Fettlebern bei *Glykogenosen* oder *Galaktosämie*, für eine Steatose mit bekannter Ätiologie und unbekannter Pathogenese die Fettleber bei *Psoriasis*.
7. Nicht selten beruht die Fettleber auf einer *Kombination* von Verfettungsursachen, wie beispielsweise chronischer Alkoholismus und Unterernährung oder chronischer Alkoholismus, Hypertriglyceridämie und Überernährung. Kombinierte Fettlebern sind meistens besonders ausgeprägt.
8. Ein nicht ganz unbedeutender Prozentsatz von Fettlebern, schließlich, muß nach unserem heutigen Wissen noch als ätiologisch und pathogenetisch unbekannt eingestuft werden. Wir haben vorgeschlagen, von *kryptogenen Fettlebern* zu sprechen.
„Kryptogen" darf natürlich nicht für mangelhafte Anamnese oder ungenügende Untersuchung stehen. Viele der sogenannten kryptogenen Fettlebern entpuppen sich beispielsweise bei genauer Umgebungsanamnese als alkoholische Fettlebern von wenig bekenntnisfreudigen Alkoholikern.
In einer meiner ersten Arbeiten zum Fettleberproblem habe ich die Häufigkeit der kryptogenen Fettleber mit 14 % berechnet (1961). Fortschreitendes Wissen und verbesserte Untersuchungsmethoden haben diese Gruppe inzwischen so eingeengt, daß ich ihre Häufigkeit in unserem Untersuchungsgut zur Zeit nur auf 2–3 % schätzen möchte. Ein seltenes, aber sehr eindrucksvolles Beispiel einer kryptogenen Fettleber ist die *nicht alkoholische Riesenfettleber bei Frauen* (5).
Eine bloße Erörterung der Pathogenese der Fettleber stellt diese Leberveränderung so sehr in den Vordergrund, daß auf einige abschließende Bemerkungen über ihre Bedeutung nicht verzichtet werden kann. Die vorstehenden Ausführun-

gen machen es bereits deutlich, daß die Steatose eine monotone Antwort der Leber auf verschiedene Eingriffe in den Fettstoffwechsel ist. Wir wissen, daß schwerste Steatosen, z. B. Mastfettlebern, über Jahrzehnte hinaus bestehen können, ohne irgendwelche weitere Leberveränderungen hervorzurufen. Auf der anderen Seite kann sich die *Fettleberhepatitis* in bestimmten Formen der Fettleber entwickeln und zur Zirrhose führen. Diese schwere, nekrotisierende Lebererkrankung hat jedoch mit der Fetteinlagerung selbst nichts zu tun. Sie ist eine parallel geschaltete Schädigung, die durch die Erschöpfung der hepatozellulären Enzymreserven bedingt wird, was ebenso wie die Verfettung auf die verursachende Noxe zurückzuführen ist. Die mögliche Gefährdung des Patienten liegt demnach nicht in der Steatose, sondern in deren auslösender Ursache.

Berücksichtigt man die grundsätzliche Harmlosigkeit und rasche Reversibilität der Fettleber, fällt es schwer, hier von einer Krankheit zu sprechen. Die Bezeichnung „Störung" wird diesem Sachverhalt viel eher gerecht. Ein Vergleich mit der Adipositas drängt sich geradezu auf: Auch einen dicken Menschen kann man zwar als gestört, aber sicherlich nicht als krank im gebräuchlichen Sinne des Wortes einstufen.

Es besteht kein Zweifel darüber, daß die Fettleber in den letzten Jahren weit mehr Beachtung gefunden hat, als ihr nach ihrer klinischen und pathologischen Bedeutung zustände. Richtet man sein Augenmerk nicht ausschließlich auf die Leber, sondern auf den gesamten Menschen, werden viele der Steatosen zu einem Symptom der übergeordneten Stoffwechselstörungen abgewertet. Die Fettleber bei Hyperlipoproteinämie zeigt diese Rangordnung am augenfälligsten.

Die alkoholische Fettleber (ebenso wie die Drogenfettleber) ist leberbezogener, da der Angriffspunkt der Schädlichkeit in der Leber selbst liegt. Trotzdem sollten wir aber auch die alkoholische Fettleber nicht überwerten, sondern in ihr den Fingerzeig sehen, der auf die eigentliche Krankheit hinweist, die es zu bekämpfen gilt: den chronischen Alkoholismus.

Literatur

1 BERINGER, A., H. THALER: Dtsch. med. Wschr. 98 (1970) 836
2 BRODIE, B. B., MAICKEL, R. P.: Ann. N. Y. Acad. Sci. 104 (1963) 1049
3 LIEBER, CH. S., DAVIDSON, CH. S.: Amer. J. Med. 33 (1962) 319

4 Metropolitan Life Insurance Company, New York: Stat. Bull. 41 (1960) 4
5 THALER, H.: Dtsch. med. J., 23 (1972) 648
6 THALER, H.: Therapiewoche, 23 (1973) 154
7 THALER, H.: Die Fettleber und ihre klinische Bedeutung, in: DEMLING, L., Klinische Gastroenterologie, Band 1, S. 621, Thieme, Stuttgart, 1973
8 TYGSTRUP, N.: Skandia international Symposia, Nordiska Bokhandelns Förlag, Stockholm 1970 (S. 93)

Klinik und Therapie der portalen Enzephalopathie

Von D. MÜTING

Als portale Enzephalopathie bezeichnen wir die Summe der neurologischen und psychischen Veränderungen, die als Folge eines Pfortaderhochdruckes auftreten. Die schwerste Form der portalen Enzephalopathie ist das exogene oder Leberausfallskoma. Im Darm entstehen schon physiologisch im Bakterienstoffwechsel toxische Darmfäulnisprodukte wie Ammoniak, Phenole, Indole und Amine, die in der intakten Leber fast quantitativ entgiftet und über die Niere ausgeschieden werden. Bei portaler Hypertension werden diese toxischen Eiweißmetaboliten vermehrt durch pathologische Darmbakterien gebildet. In besonders großem Umfange fallen sie natürlich nach diffusen oder akuten gastrointestinalen Blutungen an. Infolge der fortgeschrittenen Leberzirrhose – in unseren Breiten Hauptursache der portalen Hypertension – gelangen sie durch spontane arteriovenöse Kurzschlüsse oder im Anschluß an eine portokavale Shuntoperation unzureichend entgiftet an der Leber vorbei zum Gehirn, wo sie dann erhebliche toxische Wirkungen auf die Hirnzelle haben. Begünstigend wirkt noch für die Ammoniaktoxizität eine gleichzeitige Blutalkalose und Hypokaliämie, für die Phenoltoxizität anscheinend die später auftretende respiratorische und metabolische Acidose. Verminderte Hirndurchblutung – vor allem bei Alkoholzirrhosen – und verminderte Leberdurchblutung verstärken die Entgiftungsstörung. Der Circulus vitiosus wird schließlich geschlossen, wenn es durch ein anschließendes Nierenversagen – z. B. nach Ösophagusvarizenblutungen – zu einem zusätzlichen Anstieg von toxischen Metaboliten im Blut kommt.

Tab. 1 zeigt noch einmal zusammenfassend die wichtigsten Faktoren, die bei der Pathogenese der portalen Enzephalopathie eine Rolle spielen.

Für den Kliniker ist deswegen die *Frühdiagnose* einer portalen Enzephalopathie extrem wichtig. Häufig klagt der Patient erst nach näherem Befragen über eine Konzentrations- und Leistungsschwäche. Diese äußert sich meist darin, daß er noch seine tägliche berufliche Arbeit mit letzter Kraft schafft, aber in der Freizeit nicht mehr fähig ist, auch ein

Tabelle 1 Pathogenese der portalen Enzephalopathie

1. Unzureichende Entgiftung toxischer Metaboliten durch Leber und Gehirn
2. Verminderte Durchblutung von Leber und Gehirn
3. Extra- und intrazelluläre Störungen des Wasser- und Elektrolythaushaltes
4. Praefinale Niereninsuffizienz mit zusätzlicher Retention toxischer Metaboliten

anspruchsloses Buch zu lesen. Andere Patienten mit deutlich herabgesetzter Eiweißtoleranz stellen eine besondere Müdigkeit nach Einnahme eiweißreicher Mahlzeiten fest, die bis zum sogen. episodischen Stupor reichen kann.
Als *klinische Zeichen einer drohenden Leberinsuffizienz* fällt der Übergang der himbeerroten Lackzunge zur trockenen Erdbeerzunge auf. Spider naevi oder Lebersternchen schießen als Zeichen von Lebernekrosen vermehrt auf und finden sich nicht nur an Kopf, Hals und Rumpf, sondern vor allem im unteren Teil des Palmarerythems. Der Kollateralkreislauf ist zuerst an der verstärkten Venenzeichnung an den Flanken des Bauches erkennbar, während die früheste Diagnose einer portalen Hypertension zweifellos durch die Laparoskopie möglich ist. Hier fällt die vermehrte Füllung der Gefäße im Verlaufe der Ligamente und von Verwachsungen noch lange vor dem Auftreten von Ösophagusvarizen auf.
Der wichtigste biochemische Hinweis auf eine portale Enzephalopathie ist der Anstieg des arteriellen Blutammoniaks, der bis das Dreifache der venösen Konzentration betragen kann. Abb. 1 zeigt die arterio-venöse Blutammoniak-Konzentration bei 200 Lebergesunden, bei Leberzirrhosekranken ohne und mit portaler Hypertension, sowie im Präkoma und Coma hepaticum. Dabei fällt auf, daß bereits bei Leberzirrhose ohne Pfortaderhochdruck eine gegenüber Lebergesunden signifikante Hyperammoniämie besteht. Allerdings gibt es auch vereinzelt Patienten mit portaler Hypertension mit normalem arteriellen Blutammoniakspiegel. Bei ihnen sind dafür meist Phenole und Indole im Serum stark erhöht, wie eigene Untersuchungen zeigten.
Die einfachste Früherfassung der portalen Enzephalopathie in Klinik und Praxis ist aber noch immer die Durchführung von Schriftproben oder Zeichentests. Abb. 2 gibt verglei-

136 Therapie der portalen Enzephalopathie

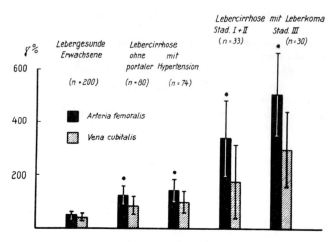

* = $p < 0{,}001$ im Vergleich mit den Normalwerten (Arterie)

Abb. 1 Arteriovenöse Ammoniakdifferenz bei 217 Leberzirrhosekranken ohne und mit Leberausfallskoma

Datum	Schriftproben	Koma-Stadium	Blutammoniak (Norm: 30-100µ%)	Freie Phenole (Norm: 0,5-1mg%)
18.3.	*Nagl Walter Erste Anzeigen Universitätsklg. Hamburge*	II	193	1,8
26.3.	*Nagl Walter Rad ist Medizin*	I	144	1,5
31.3.	*Nagl Walter heute ist Montag*	0	94	0,6
1.4.	*Nagl Walter heute ist Dienstag*	0	78	0,6

Abb. 2 Schriftproben bei Rückgang eines exogenen Leberkoma

chend Schriftproben, Koma-Stadium, venösen Blutammoniakspiegel und freie Serumphenole im Verlaufe eines exogenen Leberkomas wieder. Dabei zeigt es sich interessanterweise, daß die Schriftprobe noch pathologisch ausfällt, obwohl das Leberkoma bereits völlig abgeklungen ist und Blutammoniak und Serumphenole normal sind. Voraussetzung ist allerdings eine feste Unterlage zum Schreiben sowie neben der Unterschrift vergleichend ein kleiner Satz, der eine entsprechende geistige Konzentration erfordert. Wesentlich später finden sich pathologische Veränderungen im EEG.

Die nächste Frage stellt sich nach den auslösenden Ursachen einer portalen Enzephalopathie:
Die wichtigsten Faktoren sind auf Tab. 2 zusammengestellt.

Tabelle 2   Auslösende Ursachen der portalen Enzephalopathie bei Leberzirrhose

1. Zu hohe Proteinzufuhr bei verminderter Eiweißtoleranz
2. Gastrointestinale Blutungen (Ösophagus- und Magenfundusvarizen, Ulzera, hämorrhagische Diathese)
3. Akuter Alkoholabusus
4. Unkontrollierte diuretische Therapie
5. Akute Infekte
6. Operative Eingriffe

Aus der Kenntnis von Pathophysiologie, Klinik und auslösenden Faktoren der portalen Enzephalopathie ergeben sich die wichtigsten Grundlagen zu ihrer Behandlung (Tab. 3).

Tabelle 3   Therapie der portalen Enzephalopathie

1. Beseitigung auslösender Faktoren
2. Intensives Abführen mit hohen Einläufen
3. Dauertropf- und Sondenbehandlung
4. Verabfolgung darmwirksamer Antibiotika
5. Intravenöse Gaben ammoniaksenkender Substanzen
6. Kontrolle des Elektrolyt- und Wasserhaushaltes
7. Sedierung
8. Sonstige therapeutische Maßnahmen

Im Vordergrund steht die Beseitigung auslösender Faktoren. Dabei sind gastrointestinale Blutungen am häufigsten, deren Behandlung eine optimale Zusammenarbeit zwischen Internisten, Chirurgen und Laborarzt voraussetzt.
1. Häufig wird bei Leberzirrhose eine portale Enzephalopathie durch zu hohe Eiweißzufuhr bei verminderter Eiweißtoleranz ausgelöst, wie schon eingangs betont wurde. Abb. 3 zeigt, wie durch Reduktion des Nahrungseiweißes der erhöhte Blutammoniak- und Phenolspiegel in den Normbereich bei portaler Hypertension absinken, um bei langsamer Eiweißzulage wieder anzusteigen. Hier ist das vorübergehende Absetzen des Nahrungseiweißes erforderlich, der bei

138 Therapie der portalen Enzephalopathie

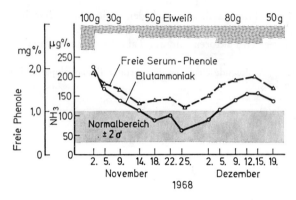

Abb. 3 Einfluß von proteinarmer Ernährung auf Blutammoniak und freie Serum-Phenole bei Leberzirrhose mit fortgeschrittener portaler Hypertension (M. R., 62 J.)

Besserung der neurologischen Symptome eine Umstellung auf die ammoniaksenkende Bifidum-Milch folgen kann. Ebenso kann eine zu intensive Entwässerung durch Diuretika ein Leberkoma auslösen. Dabei scheint nicht nur ein Kaliummangel z. B. durch Saluretika, sondern auch ein gleichzeitiger Anstieg des Blutammoniakspiegels bei verminderter Ammoniakentgiftung in der Niere eine Rolle zu spielen. Außerdem enthält die Ascitesflüssigkeit etwa das Doppelte bis Dreifache an Ammoniak wie das Plasma. Eine weitere häufige Ursache für ein Leberversagen bei portaler Hypertension sind interkurrente Infekte, vor allem Viruspneumonien.

2. Ein intensives Abführen mit hohen Einläufen entfernt zerfallende Blutkoagula und Darmfäulnisprodukte. Durch Ansäuern mit einem Acetatpuffer pH 4,5 gelingt nach Untersuchungen von WOLPERT und SUMMERSKILL eine stärkere Ammoniaksenkung als durch hohe Dosen von Neomycin. Gibt man außerdem in hohen Mengen Tierkohle per Klysma, kann man gleichzeitig toxische Phenole absorbieren und entfernen.

3. Das Anlegen eines Dauertropfes bzw. einer Senkstaken-Blakemore-Sonde bei Ösophagusvarizenblutungen dient der Zufuhr von Kalorien und Medikamenten. So kann gegebenenfalls Neomycin im Koma zugeführt durch die Magensonde gegeben werden. Elektrolytlösungen wie Kaliumchlorid bei hypokaliämischer Alkalose können bei dem so-

gen. Elektrolytkoma in kurzer Zeit die Bewußtlosigkeit beseitigen.

4. Als darmwirksame Antibiotica werden *Neomycin* und verwandte Verbindungen per os, per Klysma oder durch die Sonde in einer Dosis von 6–8 g im Koma, 2–3 g bei leichter portaler Enzephalopathie verabreicht.
Leider ist diese Therapie bei schweren Ösophagusvarizenblutungen meist wirkungslos, da hier der Anfall von Darmfäulnisprodukten für die zirrhotische Leber zu groß ist.
Allerdings werden bei einer Langzeittherapie mit Neomycin nicht nur pathogene, sondern auch physiologische Darmbakterien vernichtet. Deswegen empfiehlt sich die Kombination mit *Lactulose*, einem Disaccharid aus Fruktose und Galaktose (Laevilac, Bifiteral). Aus diesem Zucker wird im Darm Milchsäure gebildet, wodurch es zu einer Ansäuerung des Darminhaltes mit einem vermehrten Anwachsen von Laktobakterien im Darm kommt (MÜTING und Mitarb.). Gleichzeitig wirkt Lactulose abführend. Unter Lactulose-Therapie (70–100 g pro die) kommt es zu einer signifikanten Abnahme erhöhter Blutammoniak- und Phenolwerte sowie zu einem Verschwinden der portalen Enzephalopathie und entsprechenden EEG-Veränderungen. Am einfachsten kontrolliert man die Lactulose-Wirkung durch Messung des Stuhl-ph-Wertes mit pH-Papier. Liegt er zwischen 5 und 6, ist eine optimale Ansäuerung des Darmes mit minimaler Ammoniakbildung erreicht (Abb. 4).

5. Eine weitere Möglichkeit zur Verbesserung der Ammoniakentgiftung ist eine Steigerung der Harnstoffsynthese durch NH_3-senkende Aminosäuren wie Arginin, Ornithin, Glutaminsäure und ihre Salze. Diese meist als Infusionslösungen gegebenen Aminosäuren sollen möglichst in einer Dosis von 20–60 g pro die verabreicht werden. Ihre Wirkung hängt natürlich davon ab, inwieweit die Harnstoffsynthese in der Leber ausreichend gewährleistet ist. Bei atrophischer Leberzirrhose ist diese natürlich stark eingeschränkt. Wenn durch 20 g Argininmalat noch eine wesentliche Steigerung der Harnstoffausscheidung gelingt, lohnt der Einsatz dieser Substanzen. Andererseits ist eine Niereninsuffizienz mit Retention harnpflichtiger Substanzen im Blut eine Kontraindikation gegen die Gabe größerer Mengen ammoniaksenkender Aminosäuren.

6. Eine Kontrolle des *Elektrolyt- und Wasserhaushaltes* ist bei portaler Hypertension deswegen besonders wichtig, weil

140 Therapie der portalen Enzephalopathie

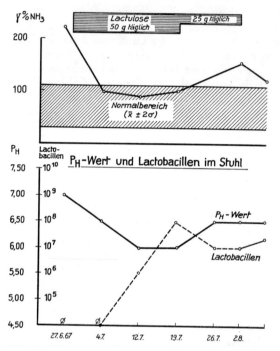

Abb. 4 Wirkung von Lactulose auf die Darmflora und den Blutammoniak bei dekompensierter Leberzirrhose (E. S., 46 J.)

anfangs meist eine Hypokaliämie besteht, die bei zunehmender Leberinsuffizienz von einer Blut-Alkalose begleitet ist. Später kann sich entweder durch zu hoch dosierte Therapie mit Aldactone oder durch eine zusätzliche Niereninsuffizienz eine Hyperkaliämie entwickeln, während sich gleichzeitig zuerst eine respiratorische und später metabolische Acidose ausbilden. Die Hypokaliämie und Alkalose wird mit Kaliumchloridlösungen bekämpft, die Acidose mit Natriumbicarbonat-Infusionen.

7. Ein noch unzureichend gelöstes Problem ist die *Sedierung* bei delirant verlaufender portaler Enzephalopathie. Man versucht zuerst mit gut leberverträglichen Substanzen wie Valium oder Adumbran auszukommen. Bei schweren Stadien muß man hohe Dosen von Distraneurin verabreichen,

wobei allerdings Herz- und Atemfunktion sorgfältig überwacht werden müssen.

8. Als weitere therapeutische Maßnahme zur *Verbesserung des Gehirn- und Leberstoffwechsels* empfiehlt sich die Infusion von 50–250 ml 20 % Actihaemyl. Dieser Extrakt aus Kalbserythrozyten verbessert erheblich die Oxydationsleistung dieser Organe durch seinen hohen Gehalt an Fermenten der Atmungskette. Dadurch sinkt z. B. im Lebervenenblut und der Vena jugularis interna der erhöhte Ammoniak- und Milchsäuregehalt, wie eigene Katheter-Untersuchungen bei portaler Hypertension ergaben. Bei Dauerbehandlung kann die herabgesetzte Harnstoffsynthese manchmal trotz extrem niedriger Ausgangswerte noch in Gang gesetzt werden

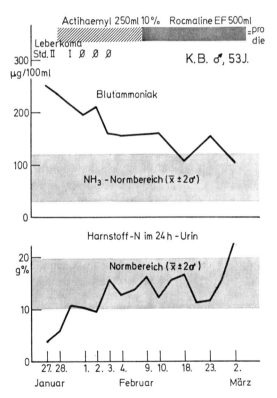

Abb. 5 Wirkung von Actihaemyl auf Hyperammoniämie und Harnstoffsynthese bei exogenem Leberkoma

(Abb. 5), während im akuten Versuch zuerst die Kopplung von Ammoniak an Glutaminsäure gesteigert wird. Dadurch kommt es nach Actihaemyl-Infusion zu einer Abnahme der Hyperammoniämie und Zunahme des Serum-Glutamins.

In Praecoma hepaticum mit beginnendem Nierenversagen kann manchmal noch eine extrakorporale Hämodialyse erfolgreich sein. Durch sie kann Ammoniak quantitativ entfernt werden, während die Serumphenole nur vorübergehend absinken. Allerdings sahen wir zusammen mit JUTZLER bei 20 Hämodialysen im Leberausfallskoma nur 4mal einen Dauererfolg, alle hatten erst ein Komastadium I–II (Abb. 6).

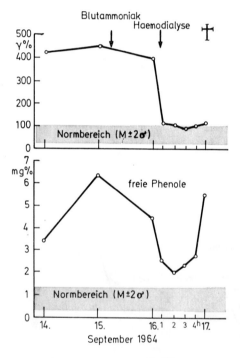

Abb. 6 Wirkung einer Hämodialyse auf Blutammoniak und freie Serumphenole bei Leberkoma infolge Serumhepatitis

Insgesamt hängt also die Prognose der portalen Enzephalopathie und ihres Endstadiums, des Leberausfallkomas, davon ab, ob es gelingt, die auslösenden Ursachen rechtzeitig zu beseitigen. Entscheidend sind außerdem das Komastadium, die noch erhaltene Entgiftungsleistung von Leber und Gehirn sowie der Umfang der gleichzeitigen Niereninsuffizienz.

Unsere Aufgabe ist es deswegen, die Diagnose einer portalen Enzephalopathie möglichst früh zu stellen und eine entsprechende Therapie mit Entgiftung des Darmes sowie Besserung des Leber- und Gehirnstoffwechsels einzuleiten.

Literatur

MÜTING, D.: Therapie des Leberausfallskoma. 3. Lebersymposium Vulpera 1968. Thieme, Stuttgart 1969

MÜTING, D.: Pathogenese und Therapie der portalen Enzephalopathie. Dtsch. med. Wschr. 96 (1971) 1403

MÜTING, D.: Grundlagen und Ergebnisse der Lactulose-Therapie bei 80 Lebercirrhosekranken. Dtsch. med. Wschr. 97 (1972) 1238

WOLPERT, E., PHILIPPS, S. F., SUMMERSKILL, H. J.: Ammonia production in the human colon. Effects of cleansing, neomycin and acetohydroxamic acid. New Engl. J. Med. 283 (1970) 159

Klinik und Therapie der Cholangitis

Von E. Kuntz

Definition

Unter Cholangitis verstehen wir die bakterielle Entzündung der extra- und/oder intrahepatischen Gallenwege – unter Ausschluß der Gallenblase und des Ductus cysticus – und grenzen sie auch ab gegenüber der Cholangiolitis und der cholestatischen Hepatitis.

Häufigkeit

Die Cholangitis stellt ein häufiges, ein häufig verkanntes und häufig komplikativ verlaufendes Krankheitsbild dar.
Mit zunehmendem Lebensalter nimmt auch die Häufigkeit der Cholangitis zu (Maximum: 65.–75. Lebensjahr), so daß in 1,5–2 % aller Autopsien die Cholangitis als endgültige Todesursache besteht.
In 93–95 % der Fälle ist die Cholangitis als Zweitkrankheit anzusehen, da sie einer anderen Gallenwegserkrankung nachfolgte oder sich als sog. Begleit-Cholangitis bei Erkrankungsprozessen der Nachbarschaft entwickelte.

Ätiopathogenese

Die Ätiologie der Cholangitis basiert auf 3 grundlegenden Voraussetzungen, die in nahezu allen Fällen für die Entstehung der Cholangitis verantwortlich sind:
1. Disposition
2. Cholestagnation
3. Infektion

Sehr viel seltener, in Einzelfällen, können auch Noxen, Toxine, Antigene u. a. (Arsen, Blei, Chloroform, Alkohol, Sulfonamide, Pankreassekrete, Thiozyanate etc.) zu einer Dyscholie mit Wandveränderungen der Gallenwege führen mit nachfolgender, zunächst abakteriell-obstruktiver, schließlich bakteriell-entzündlicher Cholangitis. Dabei sind durchaus Übergänge bzw. Kombinationen mit dispositionellen Faktoren, Cholestagnation und bakterieller Infektion möglich.
Die hieraus resultierende Cholangitis kann sich extrahepatal oder intrahepatal – und zwar isoliert wie auch kombiniert

– ausbilden (auch wenn klinisch eine Differenzierung meistens nicht möglich ist); sie kann akut oder chronisch verlaufen, und sie kann primär oder sekundär entstehen.

1. *Disposition:* Zur Entstehung einer Cholangitis scheinen dispositionelle Faktoren eine bedeutsame Rolle zu spielen; ihr Fehlen verhindert zwar keine Cholangitis, ihr Vorhandensein fördert jedoch das Auftreten. So sind hier die verschiedenen biochemischen Parameter einer „Dyscholie" zu erwähnen, sowie Sub- oder Anacidität des Magensaftes, Organvorschädigung, höheres Lebensalter, die Bevorzugung des weiblichen Geschlechts und eine primäre (funktionelle) Dyskinesie.

2. *Cholestagnation:* Bei bestehender Disposition wird eine Galleabfluß-Störung als Voraussetzung einer Cholangitis-Entstehung sehr bald und sehr nachhaltig wirksam werden. Am häufigsten ist eine Cholangitis bei einem inkompletten Verschluß zu erwarten, seltener bei einer kompletten Obstruktion. Dabei kommt es bei langsam-auftretender, oftmals unbemerkter Cholestagnation häufiger zu einer Cholangitis als bei plötzlichem Verschluß. Darüber hinaus wird eine Cholangitis um so wahrscheinlicher und auch um so schwerer auftreten, je distaler zur Papille hin die Abflußstörung lokalisiert ist, während bei einem hochsitzenden Verschluß im allgemeinen keine Cholangitis entsteht. Wahrscheinlich kommt es auch im Verlauf einer ausgeprägteren Gallestauung zu Einrissen in die Mukosa bzw. zu interzellulären Auflockerungen mit Eindringen von Galle, sowie zu Wandödem mit abakteriell-entzündlichen Wandveränderungen, wodurch der Keiminvasion weiter Vorschub geleistet wird.

Ursächlich können zahlreiche Möglichkeiten für das Auftreten einer Cholestagnation angeschuldigt werden:

1. eine Abflußstörung im Bereich der Papille:
   (Entzündungsprozesse, Narben, Strikturen, Sklerosierung, Steine, Neoplasie, Parasiten, Dyskinesie etc.)
2. eine Abflußstörung im Bereich des Choledochus/Hepaticus:
   (Narben, Strikturen, Ligatur, Steine, Neoplasie, Kompression von außen, Parasiten, Mykosen, Haemobilie-Syndrom etc.)
3. eine Abflußstörung im Bereich der Cholangiolen:
   (toxisch-, allergisch-, immunologisch-, mechanisch-thrombotisch-bedingt).

3. *Infektion:* Eine Galleabflußstörung ist in der Regel die Voraussetzung einer Bakterienbesiedlung, einer daraus folgenden Bakterienvermehrung und letztlich einer bakteriellen Infektion mit Keiminvasion in die Gallengangswand.
Eine Bakteriocholie ist an sich ohne klinische Bedeutung und kein Hinweis auf eine Cholangitis – solange der Galleabfluß ungestört ist. – Eine Bakteriocholie der A-Galle sollte jedoch bei gleichzeitigem und/oder verstärktem bzw. gleichbleibendem Bakterien-Nachweis in der B-Galle bzw. C-Galle nach Decholin-Injektion und bei Berücksichtigung der Chole-Zytocholie sowie bei entsprechender klinischer Symptomatologie unbedingt Berücksichtigung finden.
So zeigten bereits NAUNYN und WINTRAUB (1895), daß eine i. v. Bakterien-Zufuhr zwar eine Bakteriocholie, aber keine Cholangitis bewirkte, daß aber eine nur kurzzeitige Choledochus-Ligatur eine Cholangitis auslöste. Dies konnte in neuerer Zeit von CHOU und GIBSON (1968) auch bei Koli-Injektion in die V. portae bei fehlender bzw. gleichzeitiger Choledochus-Ligatur nachvollzogen werden.
Für die bakterielle Infektion der Gallenwege kommen folgende 4 Infektionswege in Betracht:
1. kanalikulär-aszendierend
2. hämatogen-deszendierend
3. lymphogen
4. per continuitatem

Während der kanalikuläre Infektionsweg die größte klinische Bedeutung besitzt, dürfte der seltenere hämatogene Infektionsweg lediglich bei septischen Prozessen und der seltene lymphogene Weg vorwiegend bei intestinalen Infektionen (chronische Appendizitis, Kolitis, Enteritis) anzuschuldigen sein; ein direktes Übergreifen der Infektion, d. h. per continuitatem, auf einen Gallengang bei eitriger Pylephlebitis oder bei eitriger Cholezystitis über die Luschkaschen Gänge ist im Einzelfall zu diskutieren.
Dabei stellen B. Coli, Salmonellen und Enterokokken ausgesprochen cholephile Erreger dar; Proteus vulgaris, Pseudomonas aeruginosa und Klebsiellen gelten als sog. Problemkeime, während für Pneumokokken die Galle weitgehend als bakterizid angesehen werden kann.
Im weiteren Verlauf der Cholangitis kann es zu einem Übergreifen der Infektion von den extrahepatalen auf die intrahepatalen Gallenwege kommen – und umgekehrt; die Cholangitis kann aber auch von den entzündlich-veränder-

ten Gallenwegen oder der infizierten Gallenblase weiter unterhalten werden, auch wenn der Gallenabfluß ungestört ist.
Bei einer Mitbeteiligung der Cholangiolen wird relativ schnell auch das direkt-benachbarte Leberparenchym und -mesenchym miteinbezogen: es finden sich entzündliche Infiltrierungen und Verbreiterungen der Periportalfelder, Proliferationen und Ektasien der Cholangiolen, Schwellung der Kupfferschen Sternzellen, intrakanalikuläre Cholestase, Zunahme des periportalen Bindegewebes und periduktuläre Fibrose sowie Arteriitis und Leberzellveränderungen bis hin zur Leberzellnekrose. Diese Veränderungen wurden von MARKOFF (1957) und MAGYAR (1959) als „Cholangiohepatitis" bezeichnet, ein Begriff, der sich uns aus klinischer Sicht durchaus bewährte und sich auch in der Veterinärmedizin einbürgerte (WHITLOCK, 1969). Durch Rückresorption einfach hydroxylierter Lithocholsäure aus dem Darm können toxisch-entzündliche cholangioläre Prozesse unterhalten werden.

Klinische Verlaufsformen

Die Cholangitis ist an sich kein einheitliches Krankheitsbild; bei einer Systematisierung müssen verschiedene Gegebenheiten (Ätiopathogenese, Lokalisation, klinische Besonderheiten) berücksichtigt werden. So lassen sich aus morphologischer und klinischer Sicht 3 Verlaufsformen der Cholangitis unterscheiden:
1. Akute Cholangitis
2. Chronische Cholangitis
3. Septische Cholangitis

Diesen 3 übergeordneten Krankheitsbegriffen können jeweils Varianten bzw. Verlaufsformen untergeordnet werden, die einerseits das Krankheitsbild der Cholangitis außerordentlich vielfarbig gestalten und andererseits die Differentialdiagnose erheblich erschweren:
1. *Akute Cholangitis:* Bei der akuten Cholangitis, die meistens bei jüngeren Personen mit Gallensteinen auftritt, sind folgende Verlaufsformen abgrenzbar:
1. die akute Cholangitis
 (als übliche und weitaus häufigste Form)
2. die perakute Cholangitis
 (als seltene, eitrige Verlaufsform, die sich i. a. aus einer

eitrigen Cholezystitis entwickelt und als schweres Krankheitsbild – in der 2.–3. Woche – letal endet)
3. die akut-rezidivierende Cholangitis
(die dem Krankheitsbild der Gilbertschen Kolibazillose entspricht und meistens auf sog. Pendelsteine in infizierten Gallenwegen zurückzuführen ist)

2. *Chronische Cholangitis:* Bei der chronischen Cholangitis lassen sich eine primäre und eine sekundäre Verlaufsform morphologisch und/oder klinisch abgrenzen:
1. die primär-chronische Cholangitis:
   a) primär-sklerosierende Cholangitis (CRESMAN, 1954)
   b) primär-chronisch-destruierende Cholangitis
2. die sekundär-chronische Cholangitis:
   a) chronische Cholangitis
   b) chronisch-rezidivierende Cholangitis
   c) chronisch-obliterierende Cholangitis

Die primär-chronische Cholangitis tritt vorwiegend bei Patienten jüngeren oder mittleren Lebensalters auf, wobei die chronisch-destruierende Cholangitis dem Krankheitsbild der primär-biliären Zirrhose bzw. der Hanotschen Zirrhose entspricht.

Die sekundär-chronische Cholangitis findet sich meistens bei älteren Personen, so daß sie gelegentlich auch als „*Cholangitis senilis*" bezeichnet wird. Sie verläuft i. a. blande, aber dennoch mit unübersehbaren klinischen Symptomen bis hin zur sekundär-biliären Zirrhose, die daher oftmals in ihrer Anamnese hinsichtlich einer bekannten Cholangitis „leer" ist. Immer dann, wenn eine Cholestagnation sich weder spontan zurückbildete noch medikamentös oder operativ beseitigt werden konnte, ist mit der Entwicklung einer chronischen Cholangitis bzw. Cholangiohepatitis zu rechnen – und damit aber auch mit der Entwicklung einer sekundär-biliären Zirrhose, – auch dann, wenn das Abflußhindernis zwar beseitigt, aber die bakterielle Infektion der Gallenwege nicht ausgeschaltet wurde.

Es ist stets zu bedenken, daß zwischen Gallenwegen und bakterieller Besiedlung bzw. Infektion ein recht labiles Gleichgewicht besteht!

Die chronische Cholangitis kann sich als sog. Nachfolge-Cholangitis direkt aus der akuten Verlaufsform entwickeln oder als Begleit-Cholangitis bei verschiedenen Krankheitsprozessen der Nachbarschaft auftreten (Cholezystitis, Cholelithiasis, Pankreatitis, Gastroduodenitis, Duodenaldivertikulose, subhepatale Periviszeritis [ALBOT, 1953] etc.).

3. *Septische Cholangitis:* Als 3. Verlaufsform der Cholangitis kann ein variantenreiches septisches Krankheitsbild abgegrenzt werden, das ebenfalls große differentialdiagnostische Schwierigkeiten bereitet:

1. die akut-septische Cholangitis
2. die chronisch-septisch-rezidivierende Cholangitis
3. die Cholangitis lenta (SCHOTTMÜLLER, 1921)

Die Cholangitis lenta gilt als klinisch-umstrittenes Krankheitsbild und dürfte sich mit chronischen bzw. chronisch-septisch-rezidivierenden Verlaufsformen identifizieren bzw. überlagern. Es handelt sich um ein jahrelanges, subfebril-febriles Krankheitsbild mit Leber- und Milzbeteiligung, subikterischen Schüben, schweren toxischen Erscheinungen und konsumierendem Verlauf. Nicht nur der angeschuldigte Streptococcus viridans, sondern auch andere Erregerarten können ursächlich in Frage kommen. Wahrscheinlich handelte es sich bei der Cholangitis lenta um ein früher wohl häufiger beobachtetes Krankheitsbild, das möglicherweise der chronisch-septisch-rezidivierenden Verlaufsform entsprach, aber infolge ungenügender Diagnostik und unzureichender Behandlungsmöglichkeit chronisch-infaust verlief.

Symptomatologie

Die *akute Cholangitis* weist folgende Symptome auf, die sich entsprechend dem Schweregrad und der Verlaufsform auch unterschiedlich stark ausprägen:

1. *Beschwerden:*
   Starkes Krankheitsgefühl, Schwäche, Dyspepsie, Inappetenz, Übelkeit (= Vagusreiz), Schwindel (= Vagus-Vestibularisreiz), Oberbauchschmerzen oder Koliken.
2. *Fieber:*
   Schüttelfrost mit Schweißausbruch.
   Kontinua; febris intermittens; Intervall-Fieber („Pseudomalaria")
3. *Beginn:*
   akut; perakut-dramatisch
4. *Lokalbefunde:*
   Meteorismus, lokale Abwehrspannung, Leberdruckschmerz, Lebervergrößerung, Milzvergrößerung

5. *Ikterus:*
   meistens anikterischer Beginn, im weiteren Verlauf Sklerenikterus, gelegentlich Subikterus
6. *Hautjucken:*
   gelegentlich im weiteren Verlauf
7. *„Cholangitisherz"* (CACHERA, 1951):
   Stenokardie, Herzrhythmusstörungen, toxische Myokardschädigung
8. *Pleuropneumonie:*
   Zwerchfellhochstand rechts, Pleuritis rechts, bronchopneumonische Herdbildung
9. *Laborbefunde:*
   Unspezifische Entzündungszeichen: +
   BSG, Linksverschiebung,
   Leukozytose, Elektrophorese
   C-reaktives Protein,
   Gallenfarbstoffe: (+), +
   Urobilinogen, Urobilin,
   Bilirubin,
   Serum-Bilirubin
   Enzymdiagnostik: +, ++
   AP, LAP, GLDH, GGTP
   evtl.: GOT, GPT, LDH
   Amylase, Lipase
   Cholestase: (+), +
   Cholesterinerhöhung,
   Kupfererhöhung,
   Bilirubinerhöhung
   AP, LAP
   Prothrombin: N, gering vermindert
10. *Erreger:*
    Nachweis in Blutkultur oder Duodenal-Sondat

Differentialdiagnostisch kommen in Frage: Pyelonephritis, Endokarditis, Appendizitis, Cholezystitis, Pleuritis, Bronchopneumonie, Pylephlebitis, paranephritischer bzw. subphrenischer Abszeß, Malaria etc.

Die *chronische Cholangitis* weist folgende Symptome auf, die sich wiederum entsprechend dem Schweregrad und der Verlaufsform ausprägen:

1. *Beschwerden:*
   Mattigkeit, Schwäche, Dyspepsie, Inappetenz, Gewichtsabnahme, Völlegefühl, Nahrungsintoleranzen, Obstipa-

Klinik und Therapie der Cholangitis 151

tion, Übelkeit, Erbrechen, Schwindel, Oberbauchschmerzen

2. *Fieber:*
afebril bis subfebril
febrile Phasen: intermittierend, Intervallfieber, septisch (Schüttelfrost)
3. *Beginn:*
allmählich-unauffälliger Beginn
blander Verlauf, oft symptomarm
schubweise fortschreitend
4. *Lokalbefunde:*
Meteorismus, Oberbauchdruckschmerz,
Leber: gelegentlich derb, vergrößert
5. *Ikterus:*
meistens anikterisch, bei einigen Verlaufsformen ikterisch
6. *Hautjucken:*
meistens fehlend oder gering, bei einigen Verlaufsformen stark ausgeprägt
7. *Kardiopathie:*
„Cholangitisherz" (CACHERA, 1951)
Cholezysto-koronares Syndrom (FRANKE)
8. *Laborchemische Befunde:*
Gallenfarbstoffe: 0 (+) s. o.
Enzym-Diagnostik: (+), + s. o.
Cholestase: (+), ++, s. o.
Prothrombin: N, gering vermindert
9. *Duodenalsondat:*
Erregernachweis, Lambliasis etc.
Albuminocholie
Zytologie
10. *Röntgenbefunde*
Cholezystographie
Cholangiographie: i. v. / laparoskopisch / perkutan
Tomographie
Konfluenzwinkel-Bestimmung
11. *Laparoskopie/Histologie*

Komplikationen

Jede Cholangitisverlaufsform ist von vornherein als ernst anzusehen, da jederzeit mit neuen obstruktiven bzw. bakteriellen Problemen zu rechnen ist, die zum Ausgangspunkt einer oftmals nicht mehr zu beherrschenden Komplikation werden können:

1. Cholangitische Leberabszesse
2. Septisch-cholangitische Metastasierung
3. Chronische cholangiolitische „Hepatitis"
   Chronische Cholangiohepatitis
4. Biliäre Leberzirrhose
   a) primär
   b) sekundär
5. Subakute Leberdystrophie
6. Subphrenischer Abszeß
7. Subhepatale diffuse Periviszeritis
8. Sepsis

Therapie

Voraussetzung:

Gallenwegs-Detaildiagnostik
(Teamdiagnostik)
Internist
Röntgenologe
Chirurg
Pathologe

Ziele:

1. Beseitigung der Cholestagnation
2. Beseitigung der Infektion

1. *Stationäre Behandlung:* Der Verdacht einer Cholangitis und auch jede im Detail noch ungeklärte cholangitische Erkrankung rechtfertigen unbedingt die stationäre Abklärung. Die Schwierigkeit der Differentialdiagnose, der relativ große diagnostische Aufwand und die komplikativen Gefahren sind ambulant kaum zu beherrschen. Dabei werden akute Exazerbationen i. a. wie eine akute Erkrankung konservativ behandelt, um sie in eine diagnostische Phase und in die konservative Langzeitbehandlung zu überführen, oder um die Operationsindikation im Einzelfall zu überprüfen.

2. *Ambulante Behandlung:* Die diagnostisch abgeklärte Cholangitis, deren therapeutische Möglichkeiten abgegrenzt sind, bietet der ambulanten Behandlung ein weites und leider oft auch sehr langwieriges und kostenaufwendiges Betätigungsfeld.

3. *Substitutionstherapie:* Akute bzw. septische Verlaufsformen bedürfen einer täglichen Substitution von Elektrolyten, Wasser und Vitaminen. – Im weiteren Verlauf können Magensäure, Pankreasfermente u. ä. indiziert sein.
4. *Analgetika und Spasmolytika*
5. *Antipruriginosa:* Im Einzelfall stehen bei ausgeprägtem Juckreiz, vor allem Repeltin, Fenistil und Quantalan sowie Cuemid zur Verfügung, wobei letztere bei langzeitiger Anwendung mit einem Multivitamin-Präparat zu kombinieren wären.
6. *Diät:* Je nach Akuität und Schweregrad sowie je nach evt. Pankreas-Miterkrankung sind Nahrungskarenz, Duodenal-Tropfinfusionen, Teetage, Schleimsuppen, Kompotte und leichte Breikost bis hin zur aufbauenden Galleschonkost angeraten. Eine Galleschonkost ist stets individuell anzupassen, da die subjektive Verträglichkeit von Speisen oder Getränken nicht nur im Einzelfall unterschiedlich ist, sondern auch vom Alltag abhängt. Wichtig sind kleine und häufigere Mahlzeiten. Relativ schlecht vertragen werden: gebratene Fette, tierische Fette, Bohnenkaffee (relativ gut werden toleriert Idee-Kaffee, am besten nach eigener Erfahrung: Kofrosta manche rohe Obstarten, Hülsenfrüchte, Kraut, Milch, Eier, frischer Kuchen. Die Fettintoleranz beruht anscheinend auf dem Einsickern des Fettes in die Speisen mit hierdurch bedingter ungenügender fermentativer Erreichbarkeit, auf der ungenügenderen Emulgierbarkeit der tierischen Fette, auf der oft qualitativ und quantitativ unzulänglichen Galleproduktion und auf der Bildung von Akroleinsäure bei sehr starkem Erhitzen des Fettes.
7. *Choleretica:* Die Beseitigung einer Cholestagnation ist die Voraussetzung für eine erfolgreiche Behandlung der Infektion. Hiermit wird auch eine unverwünschte, oftmals auf dem Mangel an Gallensäuren beruhende Obstipation beseitigt oder gebessert. Die Gabe von Laxantien ist bei Gallenwegskranken unerwünscht und nur auf unumgängliche Fälle zu beschränken.
Die Verwendung von Kombinationspräparaten (Choleretika = Laxantien) ist falsch und abzulehnen!
Eine steigende Dosierung von Choleretika hat i. a. einen besseren therapeutischen Erfolg.
An choleritisch-wirksamen Substanzen bieten sich uns an:

Fel tauri	Taraxacum offic.
Desoxycholsäure	Chelidonium majus

154 Klinik und Therapie der Cholangitis

MgSO₄, NaSO₄
Cyclobutyrol
α-Naphthylessigsäure

Podophyllin
Curcuma
Ol. anisi, Ol. carvi
Ol. menthae
Cinarin
Lavandula
Raphanus niger
Boldo
Fumaris offic.

Dementsprechend verfügen wir selbst über z. T. langjährige gute klinische Erfahrungen mit Cholagogum, Temoebilin, Tromgallol.

8. *Antibiotika:* Für eine sachgemäße Antibiotikatherapie ist an sich der Erregernachweis und die Resistenzbestimmung erforderlich. Diese Idealforderung ist jedoch bei der Cholangitis nur selten zu erfüllen. So wird man in den meisten Fällen – wenn nicht sogar in der Regel – auf eine antibiotische Therapie ausweichen müssen, die sich hinsichtlich der Erregerart auf Vermutung oder allgemeine Häufigkeitszahlen – somit also auf Zufälligkeit stützt, wobei ein klinischer Erfolg auch ex iuvantibus akzeptiert wird.

Für eine solche antibiotische Behandlung von Gallenwegsinfektionen können dennoch einige Grundsätze wertvoll sein:

Voraussetzung:

1. Gute Ausscheidung des Antibiotikum durch die Leber in aktiver Form
2. Ausreichend hoher Wirkspiegel in der Galle
3. Keine lebertoxische Nebenwirkung

Dabei sollten bakterizid-wirksame Antibiotika den Vorzug verdienen.

Die optimalen Dosierungsrichtlinien sind ebenso zu beachten wie die eventuellen Nebenwirkungen.

Folgende Antibiotika können für die Behandlung einer Cholangitis in Frage kommen, wobei die allgemeinen Grundsätze einer Antibiotikatherapie (Erregernachweis, Resistenzbestimmung, Dosierung, Nierenausscheidung, Lebertoxizität, Blutbild etc.) zu beachten sind:

1. Doxycyclin
   Minocyclin
2. Ampicillin
3. Rifampicin
4. Oleandomycin
5. Erythromycin
6. Novobiocin
7. Penicillin

Eine wesentlich schwächere Ausscheidung in die Galle weisen *Sulfonamide, Streptomycin* und *Trimethoprim* auf. Dabei besitzen diese Substanzen jedoch eine recht gute Wirksamkeit gegen Gallenwegsinfektionen, so daß vor allem Sulfonamide und Trimethoprim bei der Langzeitbehandlung einer chronischen Cholangitis wieder stärker in den Vordergrund gerückt wurden und mit Recht mehr Beachtung verdienen.

Bei dem Vorliegen von Problemkeimen (oder Verdacht auf solche) können im Einzelfall *Carbenicilline + Gentamycin, Ampicillin + Gentamycin, Chloramphenicol, Carbenicillin/ Cloxacillin* und *Polymyxin E* in Frage kommen. Allerdings ist ihre sehr geringe Gallegängigkeit zu bedenken.

9. *Chemotherapeutika:* Bei parasitären Erkrankungen der Gallenwege, der möglicherweise in Zukunft eine größere Beachtung geschenkt werden muß, können u. a. empfohlen werden:

1. Bei Lambliasis: Acranil, Atebrin, Clont
2. Bei Ascaris: Tasnon, Ascaridol
3. Bei Fasciola hep.: Dehydroemetin
4. Bei Strongyloides: Mintezol

10. *Trinkkuren:* Bei richtiger Anwendung können Trinkkuren mit $MgSO_4$- oder $NaSO_4$haltigen Mineralwässern von guter und nachhaltiger Wirkung sein. Sie wirken mild-choleretisch und mild-laxierend – ohne sonstige unerwünschte Nebenwirkungen, vielmehr wirkt der Mg-Anteil noch zusätzlich sedierend, spasmolytisch und glykogenetisch.

So können bei Kranken mit chronischer Cholangitis entsprechende Kuraufenthalte, vor allem im Rahmen eines Heilverfahrens, von sehr guter Wirksamkeit sein!

11. *Operative Behandlung:* Jede Cholangitisverlaufsform erfordert die sorgfältige Prüfung einer operativen Intervention (Cholezystektomie, Relaparotomie, Bougierung, Anastomose, Drainage, periarterielle Sympathektomie u. a.).

Der heutige Stand der Chirurgie bei Pfortaderhochdruck

Von H. W. Schreiber und W. Koch

Zu den derzeitig *regelmäßigen Kongreßthemen* gehört das Problem des Pfortaderhochdrucks. Für diese wiederholte Themenstellung sind *verschiedene Gründe* maßgebend:

1. Die wichtigste Komplikation des Pfortaderhochdrucks ist die *Varizenblutung*. Sie gehört zu den voluminösesten und folgenschwersten Blutungen überhaupt, und wiegt weitaus schwerer als die durchschnittliche Ulkusblutung. Mit Zunahme der häufigsten Grundkrankheit, nämlich der Leberzirrhose, erfährt eben diese Blutung einen entsprechend wachsenden Krankheitswert (13, 15).

2. Die chirurgische Behandlung der Varizenblutung ist noch *nicht* endgültig definiert. Sie hat zwar ein bewährtes taktisches Rahmenschema, aber es ist bemerkenswert, daß der Katalog möglicher Operationsmethoden noch ständig wächst. Für diese Entwicklung ist einmal die Vielfalt differenzierter Indikationsstellungen verantwortlich, zum anderen ein anhaltendes Suchen nach neuen, also vermeintlich besseren Methoden (33).

Bei der erwünschten *Übersicht* wird vieles als bekannt vorausgesetzt. Die Gliederung ist mehr eklektisch denn systematisch und ausschließlich auf die *operative Taktik* ausgerichtet.

Der *Chirurgie der portalen Hypertension* obliegen *drei Ziele*:

1. Die Dekompression des portalen Gefäßschenkels. Mit der Senkung des portalen Blutdrucks werden die lieno- bzw. hepatofugalen Kollateralbahnen, damit auch die blutungsgefährdeten Varizen entlastet und die Gefahr der Blutung vermindert oder ausgeschaltet.

2. Mit der Entlastung des Pfortadersystems kommt es über eine Minderung von Druck und Volumen der Leberlymphe zum Nachlassen des transhepatischen Austritts onkotischer Substanzen und damit zur Reduktion eines wesentlichen Faktors bei der Genese des Aszites.

3. Mit der Senkung des portalen Blutdruckes erfährt die intermittierend gestaute Milz einen stärkeren Abfluß. So

wird eine Besserung der peripheren splenopathischen Blutzelldepression erreicht (30, 31).
Aus diesen Möglichkeiten der operativen Therapie resultieren Definition der Indikationsstellung und taktisches Prinzip bzw. Operationswahl.
Eine *Indikation zur Operation* ist gegeben:
1. Bei der Blutung aus Varizen der Speiseröhre, des Magens und des Zwölffingerdarms; sie stellt die dominierende Anzeigestellung.
2. Beim heute nur noch seltenen therapierefraktären oder beim anhaltend behandlungspflichtigen Aszites und
3. bei der hochgradigen peripheren splenopathischen Blutzelldepression mit eindeutig gesteigerter lienaler Hämatoklastik (31).
Diese Anzeigen stellen sich jeweils allein, meist aber kombiniert.
Der kardinale chirurgische Bezugspunkt ist die *portale Dekompression*. Sofern es gelingt, eine definitive Entlastung des ganzen jeweils blockierten Pfortaderschenkels zu erreichen, spricht man von einem *klassischen Verfahren*; diese klassischen Verfahren orientieren sich zwangsläufig an der Art und Ausdehnung der jeweils vorliegenden Hypertension. Bekanntlich unterscheidet man drei Gruppen:
1. Den peripheren lienalen Block,
2. den präsinusoidalen und
3. den postsinusoidalen Hochdruck.
Beim *peripheren lienalen Hochdruck* ist als einzige Blockform eine radikale kurative Therapie möglich. Die Splenektomie beseitigt die Blutungsursache, gewährleistet eine unmittelbare Blutstillung.
Anders liegen die Verhältnisse bei den übrigen Wegbarkeitsstörungen. Hier sind die chirurgischen Möglichkeiten ausschließlich Palliativmaßnahmen mit abgestufter Differenzierung. Die klassischen *Palliativverfahren* entlasten über eine Anastomosenoperation, d. h. eine Verbindung zwischen dem Pfortadersystem und dem unteren venösen Niederdruckgebiet.
Die *weitaus häufigste Hochdruckform* ist die, die mit einer Leberzirrhose einhergeht (diese Form wird nachfolgend grundsätzlich unterstellt). Durch diese Grundkrankheit erfahren die chirurgische Indikationsstellung und die Verfahrenswahl unter Umständen eine wesentliche Einschränkung.

Die klinische Erfahrung hat hinlänglich gezeigt, daß das Operationstrauma ebenso wie die Blutung oder andere interkurrierende Erkrankungen zu einer zusätzlichen Belastung der ohnehin geschädigten Leber führen können. Es geht also darum, die Kompensationsfähigkeit für diese zusätzliche Belastung präoperativ zu erkennen und beim allgemeinen Therapieplan, insbesondere aber bei der operativen Verfahrenswahl zu berücksichtigen.

Zur Beurteilung dieser Kompensationsfähigkeit wurden bekanntlich verschiedene, im Grunde aber recht ähnliche Tests entwickelt (18). Sie alle gelten der Durchführbarkeit der Anastomosenoperation bei der Leberzirrhose.

Alle bekannten Auswahlkriterien haben nur Hinweischarakter. Auch bei ihrer Berücksichtigung spielt der Zufall noch eine nicht zu unterschätzende Rolle. Günstige Voraussetzungen können von einem komplizierten und ungünstige von einem überraschend glatten Verlauf gefolgt sein. So hat es nicht an Versuchen gefehlt, nach weiteren Merkmalen prospektiver Erfolgsbeurteilung zu suchen. Alle diese Bemühungen einschließlich die der Berücksichtigung der Durchblutungsgrößen der zirrhotischen Leber wie auch ihre Zuordnung zu bestimmten Operationsverfahren haben bislang noch nicht entscheidend weitergeführt. Dennoch darf man die klinisch-empirisch gewonnenen Indikationskriterien als brauchbar ansehen (15, 27, 30).

Sind die speziellen Voraussetzungen *nicht* erfüllt, wird man von einer Anastomosenoperation Abstand nehmen und eine bessere Ausgangssituation anstreben (33). Ein derartiges Vorgehen ist möglich:

1. Im blutungsfreien Intervall durch konservative Behandlungsmaßnahmen und
2. unter dem Zwang einer rezidivierenden oder anhaltenden Blutung mit Hilfe einer sogenannten Palliativoperation.

Für die letztgenannte Situation wird die weitere Verlaufsbeobachtung zeigen, inwieweit man sich mit dem Resultat einer palliativen Operation begnügt bzw. begnügen muß, oder ob man in dem erreichten blutungsfreien Intervall bessere Voraussetzungen für eine Anastomosenoperation schaffen kann.

Zwingende *Kontraindikationen* gegen jede operative Therapie ergeben sich beim nicht beherrschbaren hämorrhagischen

Schock, bei der Entwicklung eines Leberkomas und beim Fehlen der Kriterien der allgemeinen Operabilität.

Den bekannten Vorzügen der klassischen Anastomosenoperationen, z. B. der relativ sichere Blutungsschutz und die gegenüber konservativ Behandelten durchschnittlich längere Überlebensdauer, stehen einige Nachteile bzw. Bedenken gegenüber:

1. Die noch *unbekannte Ätiologie* der portalen Hypertension. Die ausschließlich mechanische Therapie der Hochdruckgenese befriedigt nicht. Man muß das Mitwirken weiterer Faktoren vermuten. Hier liegt noch ein ebenso wichtiges wie fruchtbares Arbeitsfeld offen.

2. Die *nicht vorausschaubare Individualprognose*, d. h. das nicht einzukalkulierende postoperative Verhalten der Leberpartialfunktionen mit ihren bekannten, unter Umständen anhaltenden Störungen, unter denen die Enzephalopathie die gravierendste ist.

3. Bei einem nicht geringen Teil der Kranken gibt es regelrechte *Kontraindikationen* wie beispielsweise die schwere, anhaltende Varizenblutung mit manifesten Schockzeichen bei ausgedehnter organisierter portaler Thrombose, bei hypertrophischen Formen der Leberzirrhose, bei dekompensierter Leberzirrhose, bei der Enzephalopathie, bei Kranken im Kindes- und Greisenalter, sowie bei Patienten mit Herz- und Kreislaufinsuffizienz (35). Mangelnde Einsicht des zu Operierenden in sein Krankheitsgeschehen und entsprechende Unvernunft der Lebensführung können echte Gegenanzeigen darstellen.

Alle diese u. ä. Gesichtspunkte führen sowohl zu kritischer Indikationsstellung (29) als auch zur Prüfung *neuer Operationsmethoden*, eine Entwicklung, die noch nicht abgeschlossen ist.

Um die Vorteile der portokavalen Anastomose auszunutzen und zugleich unerwünschte transitorisch und gelegentlich auch anhaltende Nebenwirkung auf die Partialfunktion der Leber zu kupieren, wurden drei Operationsverfahren entwickelt:

1. *Arterialisation der intrahepatischen Pfortader (1, 9, 25):* Das Prinzip der Operation besteht darin, den Hochdruck der Pfortader mit Hilfe einer terminolateralen portokavalen Anastomose zu entlasten und zugleich über eine arterioportale Anastomose Durchblutung und Partialfunktion der

Leber zu erhalten, vielleicht sogar zu verbessern. Dem klinisch bestätigten Vorzug stehen eine kritische Indikationsstellung, die technische Aufwendigkeit und schließlich eine relativ lange Operationsdauer gegenüber. Das Verfahren wird von MATZANDER (25) u. a. mit Erfolg praktiziert.

Eine Operation mit ähnlichem Ziel, aber wesentlich anderer Methodik, ist die *Implantation der A. lienalis in den Leberlappen nach* KREUZER (22). Dem Verfahren liegt dasselbe Prinzip zu Grunde wie der Implantation der A. mammaria interna in den Herzmuskel zur Behandlung der Koronarinsuffizienz. Die Milz wird entfernt, die A. lienalis bis zum linken Leberlappen gebracht und hier fixiert. Die Methode wird in Kombination mit der portokavalen Anastomose ausgeführt.

Beim Vergleich der beiden Verfahren schneidet die erstgenannte Methode weitaus besser ab. Einmal verfügt MATZANDER über fünfzig eigene klinische Erfahrungen mit bestem Erfolg, und zwar ohne die im Experiment herangezogene postoperative Fibrose des Lebergewebes, die durch mangelnde Druckadaptation zustande kommen soll. Zum anderen wird derart unmittelbar eine bessere Durchblutung der gesamten Leber erreicht, während dies bei der Implantation der A. lienalis erst über die Neubildung eines gefäßreichen Poliferationsgewebes zustande kommen kann. Die klinische Erprobung steht noch aus. Noch im Tierexperiment ist die *portokavale Transposition* (22) mit Einpflanzung der Vena cava in den Pfortaderstumpf und umgekehrt der Pfortader in den proximalen Stumpf der V. cava inferior.

2. Ein weiteres Verfahren ist die selektive *transsplenische Dekompression* von WARREN (44), auch zentrale splenorenale Anastomose genannt. Dabei verbindet man den distalen Anteil der Milzvene mit der V. renalis sin. Die Ableitung des Pfortaderblutes erfolgt über die V. pylorica, die V. coronaria ventriculi, die intramuralen gastralen Blutadern und über die Milz in die Nierenvene. Der natürliche Pfortader-Leber-Blutstrom soll zugunsten der Leberpartialfunktionen erhalten bleiben. Aus diesen Vorzügen resultieren zugleich die Grenzen der Methode. Das Verfahren ist indiziert, sofern es noch nicht zu einer hepatofugalen Umkehr des Pfortaderblutstromes und einer hochgradigen Hypersplenie gekommen ist. Risiko und Dauer der Operation erscheinen zur Zeit noch größer bzw. höher als die anderer vergleichbarer Verfahren. Die Methode wird nur wenig praktiziert.

3. Eine transsplenische Dekompression versucht auch die *transthorakale Transposition der Milz* von NYLANDER und TURUNEN (3, 6, 26). Das technische Prinzip liegt in der Mobilisation der Milz bei Erhalten des zentralen Gefäßstieles und in der Verlagerung des Organs in die linke Brusthöhle. Zur stärkeren Entwicklung entlastender splenopulmonaler Anastomosen wurden mehrere Modifikationen entwickelt. So kann die Milz einmal in toto ohne/oder mit perforierter Kapsel oder mit aufgestreutem Asbestpuder an der viszeralen Pleura fixiert werden. BOURGEON (6) und WALKER (41) resezieren eine oder beide Milzpole oder auch das Parenchym und hüllen das Restorgan bzw. die Gefäßwurzel in Lungengewebe ein. Schließlich sieht HÄSTEBACKA (17) in der Milz nur ein portales Pufferorgan und ligiert die A. lienalis primär oder etwa 14 Tage nach dem Ersteingriff.

Die bislang bekannten Erfahrungen an nur kleinen Fallzahlen zeigen gegenüber vergleichbaren Verhältnissen nach Durchführung einer portokavalen Anastomose keine entscheidenden Vorteile. Eine spezielle Indikationsstellung kann sich für Kranke im Kindesalter ergeben. Nachteilig ist dabei, daß die portale Entlastung erst nach einem Intervall von etwa vier bis sechs Wochen wirksam wird und der Operierte während dieser Periode weiter blutungsgefährdet bleibt.

Ein anderes Verfahren *verlagert die Milz an* bzw. *in die Leber*. Neben einem hohen Risiko ist hier der therapeutische Nutzen nur schwer erkennbar.

Für die Kranken, bei denen die bisher genannten Verfahren nicht anwendbar sind, stehen andere Operationsmethoden zur Verfügung. Hier stehen Palliativoperationen mit *umschriebener Ausschaltung* der blutungsgefährdeten Varizengeflechte im terminalen Ösophagus und in der Kardiaregion, also Sperroperationen zur Verfügung.

Die Verfahren beruhen auf der anatomisch und klinisch begründeten Annahme, daß die Mehrzahl der Varizenblutungen im terminalen Ösophagus erfolgen, daß die blutenden Varizen in der Tunica submucosa gelegen sind und daß ihre Füllung durch die intramuralen gastralen Venen erfolgt.

Wir möchten zwei Methoden vorstellen:

1. Die von WALKER (42) und STELZNER (38) angegebene *Transsektion des Ösophagus*. Unter Benutzung des abdominellen oder transthorakalen Zugangsweges werden die Mukosa und Submukosa aus dem Schlauch der Muscularis pro-

pria des Ösophagus stumpf herausluxiert; die Lichtung des Speiserohres quer eröffnet und die meist 3 oder 4 kleinfingerdicken Venen gezielt nach proximal und distal umstochen.

2. Die *subkardiale Dissektion des Magens*. Dabei wird der subkardiale Magen von beiden Kurvaturen her auf eine kurze Distanz skelettiert und die intramuralen Gefäße mit Hilfe einer dichtgestochenen zirkulären Allschichtenknopfnaht gesperrt. Eine zweite Nahtreihe verhütet den möglichen Drainageeffekt der Stichkanäle. Die Magenlichtung wird nicht eröffnet.

Eine Sperrmaßnahme ist auch die *Sklerosierung des terminalen Ösophagus* (27, 45, 46). Es konkurrieren zwei Methoden: Einmal die direkte Verödung der submukösen Venen, zum anderen die Sklerosierung der Submukosa. Von diesen beiden Methoden scheint die letztgenannte die effektivere zu sein. Sie beläßt die zwar blutungsgefährdeten aber doch als Kollateralbahnen erwünschten Entlastungskanäle, die gegen die Lichtung der Speiseröhre hin ein regelrechtes Schutzpolster erfahren sollen.

Ein anderes Sperrverfahren ist die *Ligaturresektion von* BOEREMA u. Mitarb. (5). Sie stellt eine Weiterentwicklung der *Dissektionsligatur* von VOSSSCHULTE (40) dar. Die Motivierung der Methode ist das Vermeiden von Nekrosen durch Ligatur mit der möglichen Gefahr einer Perforation des terminalen Ösophagus, einer Peritonitis oder auch Mediastinitis.

Zu den Sperroperationen gehört auch die jüngst von HASSAB (19) inaugurierte Methode der *gastroösophagealen Dekongestion*. Dabei werden bis auf die Vasa gastroepiploica dextra sämtliche Gefäße des Magens, der unteren abdominellen Speiseröhre und die im Bereich des Hiatus oesophageus verlaufenden Gefäße blockiert und eine Splenektomie durchgeführt. Erste Erfahrungen beim präsinusoidalen Block lauten günstig. Neben einem sicheren Ausbleiben der Varizenblutungen wurde auch ein Druckabfall im Bereich des gesamten Pfortadersystems registriert.

Ein weiteres Verfahren ist die *lateroterminale splenorenale Anastomose* (ERLICK u. Mitarb. [11]) mit dem Ziel der selektiven portalen Dekompression. Im Unterschied zu der herkömmlichen distalen splenorenalen Anastomose mit Exstirpation der Milz und terminolateraler Anastomose nach LINTON mit der linken Niere sowie der sogenannten zentralen splenorenalen Anastomose mit Erhaltung der Milz nach WARREN wird bei dieser Operation die V. renalis sinistra nahe am Nierenstiel abgesetzt und der distale Stumpf termino-lateral mit der V. lienalis verbunden. Spärliche erste Erfahrungen bestätigen den Effekt der totalen Drucksenkung, vor allem auch das Erhalten einer funktionstüchtigen linken Niere.

Ähnlich ist die *latero-laterale splenorenale Anastomose* (BRITTON u. Mitarb. [7]) mit Erhalten von Milz und Niere anzusehen. Voraussetzung ist zwangsläufig eine mobilisationsfähige und zur Anastomose geeignete Milz- und Nierenvene.

Eine weitere Palliativoperation ist die von DEGNI (10) inaugurierte *Dekompression des Lymphschenkels*. Ziel ist die portale Druckentlastung über dem Lymphweg. Der Arbeitsansatz stützt sich auf folgende Voraussetzungen:

1. Der Ductus thoracicus drainiert die Lymphe der Leber zum oberen venösen Niederdruckgebiet.
2. Pfortader und Ductus thoracicus bilden ein wechselseitig korrespondierendes Druck- und Volumensystem.
3. Der Ductus thoracicus ist für diagnostische und operative Maßnahmen im Halsbereich risikoarm zugänglich.

Diese Gegebenheiten lassen den Versuch zu, eine Entlastung des Pfortaderdruckes über den Lymphweg zu erreichen. Eine derartige Dekompression hat einige obligate Voraussetzungen, sie ist keinesfalls das gelegentlich zu Unrecht vermutete Patentverfahren (14, 32).

Bei den Behandlungsergebnissen unterscheiden wird zwei Effekte:

1. Eine direkte entlastende Wirkung auf das Lymphkanalsystem.

Hier gibt es drei objektive Bezugspunkte:

a) die im Lymphogramm sichtbar werdende Beseitigung der Strombahnbehinderung,

b) die von RASCHKE (28) mit Hilfe der elektromagnetischen Flowmessung festgestellte, postoperativ höhere Durchflußrate und

c) die Rückbildung eines Aszites.

Die Ausschwemmung des Aszites ist nicht im Sinne einer unmittelbaren Drainage der Peritonealhöhle über den Ductus thoracicus zu verstehen. Der Aszites bei der Leberzirrhose ist bekanntlich das Ergebnis des Zusammenwirkens verschiedener Mechanismen. Aus dem pathogenetischen Gesamtgefüge beseitigt die lymphovenöse Anastomose lediglich einen, und zwar den intrahepatischen lymphogenen Druckfaktor. So ist es nicht verwunderlich, daß der Erfolg der Operation in der Regel erst unter Beibehaltung der bereits präoperativ, z. T. über Jahre hinaus betriebenen, schließlich vergeblichen diuretischen Therapie eintritt, d. h. der therapierefraktäre Aszites wird wiederum behandlungsfähig, also konservativ kompensierbar. Dementsprechend muß die Operation beim nicht stauungsbedingten Aszites, wie z. B. bei der Peritonealkarzinose, wirkungslos bleiben.

2. Der hämodynamische Effekt auf den Hochdruck der Pfortader ist weniger günstig. Bei der Operation während der Blutung wird in der Regel eine nur transitorische Blutstillung erreicht. Ein zwei- bis sechswöchiges blutungsfreies Intervall kann zur Vorbereitung zur klassischen Anastomosenoperation benutzt werden. Daß hier tatsächlich ein Entlastungseffekt eintreten kann, sieht man an der bei einigen Kranken feststellbaren anhaltenden Besserung der Hypersplenie, die nicht zufällig erklärt werden kann.

Die Operationsmethode, deren Inauguration mit großem Interesse aufgenommen wurde, hat im Schrifttum eine sehr widersprüchliche Bewertung erfahren. Vielfach wurde übersehen, daß eben diese Operation wie jede andere gezielte Indikationen und regelrechte Kontraindikationen hat. Die Verkennung dieser chirurgischen Grundregel muß zu Schwierigkeiten und zu unerlaubten Analogieschlüssen führen, die dem Leistungswert der Methode nicht gerecht werden. Das gegen die Fisteloperation herangezogene Hagen-Poiseuillesche Gesetz findet hier keine Anwendung. Der Ductus thoracicus ist weder ein ideales Rohr noch besitzt er eine laminare Strömung.

Aufgrund der Erfahrung mit 32 zervikalen lymphovenösen Anastomosen beschränken wir die Indikation dieser Methodik auf den therapierefraktären Aszites bei röntgenologisch faßbarer und operativ korrigierbarer funktioneller Stenose im Bereich der Einmündung des Ductus thoracicus in den Venenwinkel und nur als Ultima-Ratio-Therapie bei der anhaltenden Varizenblutung mit eingeschränkter Operabilität. Ein verbesserungsfähiges Durchflußvolumen findet sich vor allem bei einer zwei- oder mehrfach gefiederten Aufteilung der Duktusendstrecke. Diesem Mündungstyp kommt nach den bisher vorliegenden Erfahrungen die wichtigste Bedeutung zu.

Die lymphographischen Kriterien, die zum Teil auch intraoperativ sichtbar werden, sind: Erweiterung, Schlängelung und Aufhebung der segmentären Ordnung des Ductus thoracicus und Darstellung mehrerer Mündungsarme im Bereich der Endstrecke.

Schließlich sei die *umbilikokavale Anastomose* (SOBEL u. Mitarb. [37]) aufgeführt, ein Verfahren, das der Behandlung der akuten Varizenblutung dient. Über einen Silikon-Kautschuk-Katheter werden die V. umbilicalis mit der V. saphena oder der V. jugularis verbunden. Zur Senkung des portalen Hochdrucks ist ein Mindestdurchfluß von 500 ml/min erforderlich. Die Operation dient als Immediatverfahren, das bei Erholung des Kranken von einer portokavalen Anastomose abgelöst wird.

Alle genannten neueren Verfahren mangeln an langfristigen Nachprüfungen; es fehlen planmäßige prospektive Leistungsvergleiche zwischen Systemoperationen und Sperreingriffen. Eine verbindliche Beurteilung ist also z. Zt. noch nicht möglich.

Die chirurgische Versorgung der Varizenblutung ist keine Routineoperation. In der Regel sind es aufwendige Maßnahmen. Die hier aufgeführten Standardverfahren, und daneben ein Register neuerer Methoden, sollte man heute kennen. Die Problematik der Therapie verteilt sich in etwa gleichen Anteilen auf den chirurgischen und den internen gastroenterologischen Arbeitsbereich. Gemeinsam wird die Indikationsstellung gefunden, und ebenso erfolgen Vor- und insbesondere aber die sehr verantwortungsvolle Nachsorge. Es resultiert der enge Arbeitsverbund, der hier nachgerade unentbehrlich ist und deshalb auch praktiziert werden muß.

Literatur

1 ADAMSONS, R. J., M. KINKHABWALA, H. MOSKOWITZ, E. HIMMELFARB, ST. MINKOWITZ, B. LERNER: Portacal shunt with arterilization of the hepatic portion of portal vein. Surg., Gynec. Obst. 135 (1972) 529
2 BAIRD, R. J., H. TUTASSAURA, R. T. MIYAGISHIMA: Use of the left renal vein for portal decompression. Ann. Surg 173 (1971) 551
3 BARTSCH, W. M.: Die supradiaphragmatischen Milztransposition. Ein experimenteller Beitrag zur Pathophysiologie und Chirurgie der Pfortader. Habilitationsschrift, Bonn 1969

4 BERCHTHOLD, R.: Die chirurgische Behandlung des Pfortaderhochdruckes. Helv. Chir. Acta 32 (1965) 321
5 BOEREMA, I., P. J. KLOPPER, A. A. HOLSCHER: Transabdominal ligation-resection of the esophagus in cases of bleeding esophageal varizes. Surgery 67 (1970) 409
6 BOURGEON, R., H. CATALAND, M. GÜNTZ, J. ALEXANDRE: Traitement chirurgical actuel de l'hypertension portale avec atteinte hépatique et splénomégalie. La place de la splénectomie de l'anastomose porto-cava et de la transposition résection de la rate. J. Chir. 84 (1962) 505
7 BRITTON, R. C., A. B. VOORHEES, J. B. PRICE: Selective portal decompression. Surgery 67 (1970) 104
8 CLATORTHY, H. W., T. WALL, R. N. WATTMANN: A new type of portal to systemic venous shunt for portal hypertension. Arch. Surg. 71 (1955) 588
9 McCREDIE, J. A., J. R. DOOGART, R. B. WELBOURNE: Total aterialization of the liver. Brit. J. Surg. 45 (1958) 45
10 DEGNI, M., U. LEMOS RORRES, DE GODOY, A., P. NUNES: Lymphovenous and lympho-esophageal shunts in the surgical teatment of portal Hypertension. Rev. bras. cardiovasc. 1 (1965) 309
11 ERLICK, D., A. BARZILAI: Porto-enal Shunt. Ann. Surg. 159 (1964) 72
12 ESSER, G.: Die Sofortbehandlung der katastrophalen Oesophagusvarizenblutung. Münch. med. Wschr. 105 (1963) 2220
13 ESSER, G., A. GÜTGEMANN: Die akute Oesophagusvarizenblutung. Dtsch. med. Wschr. 94 (1969 1470
14 GEORGI, TH.: Die Lymphodynamik beim Pfortaderhochdruck der Leberzirrhose. Inaug. Diss. Lübeck 1968
15 GÜTGEMANN, A., G. ESSER, I. CERNY, D. SCHULZ: Klinische Erfahrungen zum Pfortaderhochdruck. Bruns' Beitr. klin. Chir. 218 (1970) 97
16 HÄRING, R., J. ECKARDT, B. STALLKAMP, L. C. TUNG: Die chirurgische Behandlung des Pfortaderhochdruckes. Med. Welt (N. F.) 23 (1972) 1736
17 HÄSTBACKA, J., M. TURUNEN, L. AUTIO, J. KANGAS: Über die Indikationen zur intrathorakalen Milzverlagerung. Colloquium über die intrathorakale Milzverlagerung bei portaler Hypertension. 7. bis 8. März 1968, Freiburg/Br.
18 HAMELMANN, H. A., J. NITSCHKE: Indikationsstellung und Operationsrisiko bei portokavalen Anastomosen. Dtsch. med. Wschr. 108 (1960) 747
19 HASSAB, M. A.: Nonshunt operations in portal hypertension without cirrhosis. Surg. Gynec. Obstet. 131 (1970) 648
20 KINNOTH, J. B.: Lymphangiography in man, method of outlining lymphatic truncs at operation. Clin. Sci. 11 (1962) 13
21 KREUZER, W., E. MORITZ, W. G. SCHENK, G. WENSE: Ref. 9. Congrès Internat. de Gastroenterologie. Wien 1972
22 KREUZER, W.: Ref. 13. Tag. Österr. Ges. Chir. Wien 1972
23 LEGER, L., M. LANDE, Y. J. NEVEUX, G. CORBELLE, N. TESSLER, G. LEMAIGRET: Eléments de prognostic immédiate des anastomoses portocaves pour cirrhose. Presse Méd. 38 (1963) 1797
24 MAILLARD, J. N., J. P. BENHAMOU, B. RUEFF: Arterialization of the liver with portacaval shut in the treatment of portal hypertension due to intrahepatic block Surgery 67 (1970) 883

25 MATZANDER, U.: Arterialisierung des intrahepatischen Pfortaderkreislaufes. Langenbecks Arch. klin. Chir. 323 (1968) 1155
26 NYLANDER, P. E. A., M. TURUNEN: Transposition of the spleen into thoracic cavity in cases of portal hypertension. Ann. Surg. 142 (1955) 954
27 PAQUET, K. J.: Indikationen und Ergebnisse der Sklerosierungstherapie bei Oesophagusvarizen. Therapiewoche 34 (1972) 2622.
28 RASCHKE, E.: Experimentelle und klinische Untersuchungen zur Frage der operativen Behandlung des Aszites und Pfortaderhochdruckes durch Drainage des Ductus thoracicus in die V. jugularis int. Habil.-Schrift, Bonn 1969
29 SANDOW, M., K. MÜLLER: Überlegungen zur prophylaktischen Shuntoperation bei portaler Hypertension. Dtsch. med. J. 22 (1971) 351
30 SCHREIBER, H. W., K. H. SCHRIEFERS, G. ESSER, W. M. BARTSCH: Spätergebnisse nach 150 direkten portocavalen Anastomosen. Dtsch. med. Wschr. 89 (1964) 2185
31 SCHREIBER, H. W.: Klinische und tierexperimentelle Untersuchungen zum Verhalten der splenopatischen Blutzelldepression nach Durchführung einer portocavalen Anastomose. Langenb. Arch. klin. Chir. 300 (1962) 669
32 SCHREIBER, H. W., W. KOCH, H. v. ACKEREN, T. GEORGI, K. SCHILLING: Über die zervicale lympho-venöse Anastomose beim Pfortaderhochdruck der Leberzirrhose. Dtsch. med. Wschr. 93 (1968) 195
33 SCHREIBER, H. W.: Portale Hypertension in: BAUMGARTL, F., K. KREMER, H. W. SCHREIBER, Spezielle Chirurgie für die Praxis. Band II/1, Thieme, Stuttgart 1969
34 SCHRIEFERS, K. H., G. ESSER, H. W. SCHREIBER: Zur Frage der Magensaftresektion und des Magen-Duodenalulkus beim Pfortaderhochdruck der Leberzirrhose und nach portocavalen Shuntoperationen. Langenb. Arch. klin. Chir. 302 (1963) 702
35 SCHRIEFERS, K. H.: Untersuchungen zur Auswirkung des Pfortaderhochdruckes der Leberzirrhose und porto-cavaler Anastomosenoperationen auf den Kreislauf. Ergeb. Chir. Orthop. 48 (1966), 103
36 SCHULZ, D.: Vorbereitung von Zirrhosepatienten zur Shuntoperation und deren Nachbehandlung. Therapiewoche 34 (1972) 2641
37 SOBEL, S., M. J. KAPLITT, L. POPOWITZ, R. E. GIRADET, R. J. ADAMSONS: Omphalocaval shunt. Surgery 68 (1970) 68
38 STELZNER, F.: Über die individuelle chirurgische Therapie der Blutung beim portalen Hochdruck unter Berücksichtigung der Oesophagusvarizenblutung. Bruns' Beitr. klin. Chir. 214 (1967) 86
39 TURUNEN, M., H. LAIRINEN, M. PASTILA, E. F. STJERNVALL: Transposition of the spleen into the thoracic cavity. Experimental observations: Preliminary report. Ann. med. Exp. Fenn. 35 (1957) 205
40 VOSSSCHULTE, K.: Dissektionsligatur des Oesophagus bei Varizen der Speiseröhre infolge Pfortaderhypertonie. Chirurg 28 (1957) 186
41 WALKER, G. R., P. FIELD, P. E. CONEN: Establishment of parenchymatous splenopulmonary anastomosis. Nature 184 (1959) 703
42 WALKER, R. M.: Esophageal Transsection for Bleeding Varices. Surg. Gynec. 118 (1964) 323
43 WALTERS, W., H. J. MOERSCH, D. A. MCKINNON: Bleeding esophageal varices, an evaluation of methods directed toward their control, especially by injection of a sclerosing solution. Arch. Surg. 41 (1940) 1101

44 Warren, W. D., R. Zeppa, J. J. Fomoa: Selective transsplenic decompression of gastroesophageal varices by distal splenorenal shunt. Ann. Surg 166 (1967) 437
45 Wodak, E.: Oesophagusvarizenblutung bei portaler Hypertension; ihre Therapie und Prophylaxe. Wien. med. Wschr. 110 (1960) 581
46 Wodak, E.: Die konservative Behandlung der Oesophagusvarizen. HNO 13 (1965) 131

Dringlichkeitschirurgie bei Ösophagusvarizen-Blutung

Von H. Schaudig

Alle Überlegungen, die Internist und Chirurg anstellen, wenn eine Ösophagusvarizenblutung durch konservative Maßnahme zum Stillstand gekommen ist und damit der Operationsentscheidung 24–48 Stunden Spielraum gegeben sind, sollen hier nicht dargestellt werden.
Das Thema Dringlichkeitschirurgie umreißt eine ganz bestimmte Situation: Was hat zu geschehen, wenn eine Ösophagusvarizenblutung bei Leberzirrhose auf konservative Maßnahmen, wie medikamentöse Drucksenkung und Einlegen der Senkstakensonde nicht anspricht? (Tab. 1)

Tabelle 1 Ösophagusvarizenblutung – Operation dringlich

1. Sonde stillt Blutung nicht
2. Sonde nicht anwendbar
3. Blutung nach Sondenentfernung

Die Erfahrung lehrt, daß solche Zustände nicht selten bei altbekannten Zirrhotikern aus einer Phase relativen Wohlbefindens heraus einsetzen. Sei es, daß diese Kranken im vermeintlichen Vollgefühl ihrer Leistungsfähigkeit sich überanstrengen, oder daß sie – wie wir es immer wieder erleben – glauben, ohne ärztliche Verordnung und Kontrolle eine Kur auf eigene Faust absolvieren zu können. Man muß an dieser Stelle darauf hinweisen, daß das Ausmaß des Blutverlustes und der Gesamtzustand des Kranken auf die präoperative Abklärung in der Blutung großen Einfluß haben. Handelt es sich um kleinere rezidivierende Blutungsepisoden ohne Schockzeichen, sind die Ösophaguskopie und die Röntgenuntersuchung hilfreiche Methoden, die in rund 50 % die Diagnose sichern. Meist haben wir es aber mit Kranken in fortgeschrittenen Zirrhosestadien zu tun, die am Rande der Kompensation leben und auf die Blutung mit Leber- und Kreislaufschock reagieren. Diagnostische Maßnahmen verbrauchen dann zu viel Zeit und zu viel Blut.
Am häufigsten wird die Indikation zur dringlichen Operation gestellt, wenn trotz eingelegter Doppelballonsonde

nach Senkstaken Blut aus dem im Magen liegenden Schlauch zu aspirieren ist, und der Kreislauf des Kranken nur durch Volumensubstitution aufrecht erhalten werden kann. Wir kontrollieren in diesen Fällen rasch die anatomisch und technisch richtige Lage der Sonde, füllen den im Magen liegenden Ballon mit Kontrastmittel und sorgen unter Bildwandlersicht für den Preßsitz an der Kardia. Wir überprüfen den Druck im Ösophagusteil bis zu 45 mm Hg. Blutet es trotz dieser Maßnahmen weiter, wird unter der Annahme einer akuten gastrointestinalen Blutung operiert. Dabei muß die Blutungsquelle als erstes chirurgisch versorgt werden. Mit resezierenden Verfahren am Magen-Darm-Trakt sind wir in diesen Fällen zurückhaltend. Vagotomie und Pyloroplastik bieten für Duodenalulkusblutungen den günstigsten Behandlungsweg. Die intraoperative Abklärung wird durch Leberpunktion und portale Druckmessung ergänzt. Findet sich bei versorgter Ulkusblutung noch eine portale Hypertension, erfolgt in diesem Fall aber keine prophylaktische operative Maßnahme gegen den Pfortaderhochdruck.

Gelegentlich stellen der Allgemeinzustand oder die Psyche des Kranken die Indikation zur sofortigen Operation dar. Abgesehen davon, daß nur die Lebensangst und Krankheit einen wachen Menschen dazu bringen können, eine dicke Tamponade über Stunden und Tage im Hals zu behalten, sollte man die objektiven Störungen eines aufgeblasenen Fremdkörpers im Ösophagus nicht unterschätzen. Der mit Senkstakensonde versorgte Kranke kann nicht schlucken. Ist er hellwach und aktiv, was bei Leberkranken in der Blutung nicht die Regel ist, so spuckt er Schleim und Speichel aus. Sind es ältere Leute, stuporöse oder gar komatöse Patienten, so ist die Pflege dieser Menschen eine schwere und verantwortliche Arbeit für die Intensivstation, die Tag und Nacht betrieben werden muß. Auch Abhusten ist kaum möglich. Aspiration und Pneumonie können die gleichen Gefahren quoad vitam wie die frühzeitige Operation in sich bergen. Kranke, die die Sonde verweigern, in gefülltem oder entleertem Zustand herausreißen, sind allen Kennern dieser Materie bekannt. Erträgt der Kranke die Sonde nicht oder kann sie aus anatomischen Gründen nicht angewendet werden, bleibt nur die sofortige Operation zur Blutstillung.

Die dritte Indikation zur dringlichen operativen Intervention bei Ösophagusvarizenblutung stellt sich, wenn es sehr schnell oder sofort nach der Sondenbehandlung wieder zur Blutung kommt. Damit beginnt die Frage nach dem zweckmäßigsten Vorgehen in diesen Notsituationen (Tab. 2).

Tabelle 2 Operationsverfahren in der Ösophagusvarizenblutung

1. Drucksenkung
    Shunt — Portokaval
          \ Splenorenal
    Lymphdrainage – V. jugularis
2. Venensperrung
    Transthorakal – umstechen
    Abdominal – unterbinden
3. Verödung
    Ösophagoskopie – Injektion

Die drucksenkende Shuntoperation stellt auch hier den Idealweg dar. Die Shuntoperation in der Blutung ist aber in unausgewählten Fallsammlungen auch heute noch mit einer Mortalität von gut 50 % belastet. Wir führen sie deshalb nur dann sofort aus, wenn das Bilirubin nicht über 1,2 mg% beträgt, die Leberserologie ohne Hinweis auf akuten zirrhotischen Schub ist, wenn kein Diabetes und kein Ascites besteht. Das biologische Alter soll nicht über 60 Jahren liegen. Es scheint, daß die durch Alkoholismus ausgelösten Drucksteigerungen im portalen System die besseren Voraussetzungen zur Shuntoperation im Notfall mitbringen. Wir verfügen jedenfalls über Shuntoperierte, die vor Jahren behandelt, uns mit einer Fahne dankbar begrüßen, wenn sie durch Mergentheim kommen. Die Indikation zur lymphovenösen Drainage wird in der Blutung mit Vorsicht gestellt und heute meist auf den therapierefraktären Ascites beschränkt.

Ist die drucksenkende Operation dem unvorbereiteten Leberkranken mit labilem Kreislauf und schwer pathologischen Lebersymptomen in der akuten Blutung nicht zuzumuten, muß die Blutungsquelle operativ trockengelegt werden. Wir sperren in diesen Fällen den Zufluß zu den Ösophagusvenen im Kardiabereich über einen thorakalen oder abdominalen Zugang.

Der transthorakale Weg nach STELZNER, NISSEN oder CRILE-LINTON (Abb. 1) ist trotz der Notwendigkeit, den Brustkorb eröffnen zu müssen, ein Verfahren mit guter Sperrwirkung. Er ist aber nur dann anwendbar, wenn es vor der Operation gelingt, die Blutungsquelle sicher im distalen Ösophagus, der Kardia und dem Magenfundus zu lokalisieren. Der Magenfundus kann vom Thorax her nach einer kleinen Zwerchfellspaltung eröffnet und überblickt werden. Blutende Fornixvarizen lassen sich von da aus umstechen. Magenantrum, Pylorus und Duodenum sind aber von hier nicht zu revidieren.

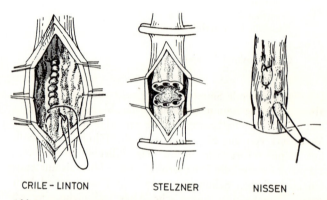

CRILE-LINTON   STELZNER   NISSEN

Abb. 1 Operationsvarianten bei der transthorakalen Umstechung von Ösophagusvarizen

Wir schätzen deshalb das abdominelle Vorgehen höher ein. Durch die obere mediane Laparotomie kann man rasch und ohne Blutung aus den venösen Kollateralgefäßen des Stammes eine diagnostische Klärung im Bauchraum treffen: Vom venösen Hochdruck unabhängige Blutungen im Magen-Darm-Trakt werden erkennbar und der folgerichtigen Therapie zugänglich. Der Zustand von Leber und Milz, die Prüfung der Durchgängigkeit der Porta erleichtern den Entschluß zum Shunt oder zur Venensperre. Die operative Belastung des Kranken wird gemildert, vielleicht sogar ausgeglichen, durch Säuberung des Mageninneren von oft großen Mengen geronnenen Blutes, das andernfalls – trotz Antibiose des Darmes – den Verdauungstrakt mit Abbauprodukten füllen würde.

Zur abdominalen Venensperre stehen uns zwei Verfahren zur Verfügung: die Dissektionsligatur nach VOSSSCHULTE oder der Knopf nach BOEREMA. Dabei wird, ähnlich wie hier für den Vossschulte-Ring gezeigt, von einer Gastrotomie aus ein zweiteiliger Federknopfmechanismus – ähnlich dem alten Murphyknopf für Darmanastomosen – eingeführt. Er quetscht die Ösophagusschleimhaut mitsamt den Varizen ab und sorgt für eine sichere Blutstillung durch Vernarbung. Er hat aber den Nachteil einer Stenosierung dieser Narbe, die zum Teil durch Bougierung, zum Teil durch spätere Nachoperation behandelt werden muß (Abb. 2).

Prothese in der Kardia

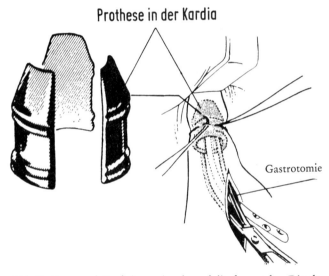

Abb. 2 Lage und Funktionsweise der subdiaphragmalen Dissektionsligatur des Ösophagus nach VOSSSCHULTE

Der Vossschulte-Ring dagegen zerfällt, da er aus drei Segmenten besteht, mit dem Auflösen der Umschnürungsligatur und wandert über den Magen-Darm-Trakt nach außen. Man sagt der Methode Insuffizienzen an der Umschnürungsstelle nach. Wir haben noch keine erlebt, die Methode aber auch in verzweifelten Fällen mit Erfolg angewandt. Man muß jedoch einige Einschränkungen zur Methodik machen:

Der Vossschulte-Ring allein ist niemals als sichere Dauermethode zur Blutstillung anwendbar. Ein hoher portaler Druck eröffnet sich nach Herausfallen des Ringes neue Wege über die Kardia nach oben. Ist man sich der transitorischen Funktion seines Wirkens bewußt, so ist das Verfahren für die dringliche Chirurgie beim Risikopatienten sehr brauchbar. Intraoperative Befundklärung und postoperativer Verlauf nach der dringlichen Blutstillung erlauben eine weitgehend sichere Entscheidung über spätere Behandlungsmaßnahmen. Ist der Zustand des Patienten für eine splenorenale Entlastungsanastomose in einer zweiten Sitzung ungeeignet, wird die subdiaphragmale Dissektionsligatur mit Milzentfernung und Venenunterbindungen im Kardiabereich kombiniert. Das erneute Auftreten von Ösophagusvarizen mit Blutungsgefahr ist damit auf längere Sicht unwahrscheinlich und bei schlechter Leberfunktion jenseits der Grenze der Lebenserwartung (Abb. 3).

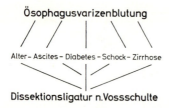

Abb. 3 Operationsindikation bei Blutung und Risikofaktoren

Mehr der Ergänzung als der augenblicklichen Bedeutung halber habe ich noch die Verödung der blutenden Varizen durch Injektion einer sklerosierenden oder ödematisierenden Lösung um die Varizen herum auf endoskopischem Weg angeführt. Seit Jahrzehnten aus Einzelarbeiten in der Literatur bekannt, hat sich die Methode noch nicht als sichere Maßnahme ausbauen lassen. Vielleicht wird durch die heutigen endoskopischen Techniken noch eine verbesserte Methodik erreicht.

So schwer das gesamte Leid des Leberzirrhotikers und insbesondere so lebensgefährlich und drohend die Aspekte der Ösophagusvarizenblutung sind, sollten wir uns keiner fatalistischen Haltung hingeben. Individualisierend für jeden Kranken sind in jeder Situation Blutstillungsmöglichkeiten vorhanden. Wir alle wissen, daß damit ein Symptom behandelt wird und daß das Leben des Kranken sich unabhängig davon nach dem Grundleiden entwickelt. Aber immer gilt, wo wir als Ärzte nicht heilen können, wollen wir dem Kranken helfen, so gut wie möglich.

Literatur

Berchtold, R.: Das Syndrom des Pfordaderhochdruckes. Huber, Bern 1970
Markoff, N. G.: Therapy of portal Hypertension. Thieme, Stuttgart 1968
Martini, G. A.: Langenbecks Arch. klin. Chir. 316 (1966) 139
Paguet, K. J.: Therapiewoche 34 (1972) 2624
Schmid, M.: Dtsch. med. Wschr. 96 (1971) 384

Die Behandlung der Leberkrankheiten am Kurort

Von F. Hegenbarth

Besonderheiten der verschiedenen ortsgebundenen Kurmittel in der Behandlung chronischer Krankheitszustände haben in der Vergangenheit zu einer zunehmenden Spezialisierung der Heilbänder und Kurorte geführt. Aus medizinischen, technischen und nicht zuletzt aus wirtschaftlichen Gesichtspunkten ist heute eine solche Spezialisierung zu begrüßen. So findet heute allenthalben der klinisch ausgerichtete Kurort, der durch das Zusammenwirken von ortsgebundenen Heilmitteln und der klinischen und physikalischen Therapie geprägt wird, seinen sinnvollen Einbau in die Rehabilitation zahlreicher chronischer Erkrankungen. Bei der erheblichen Zunahme der Lebererkrankungen seit dem Zweiten Weltkrieg, in der Bundesrepublik Deutschland wird heute die Zahl der chronischen Leberkranken auf etwa eine Million geschätzt, lag es nahe, auch die Kurorte mit in das Rehabilitationsprogramm einzubeziehen*.

Nach den Erfahrungen von nunmehr einem Jahrzehnt stehen namhafte Hepatologen Rehabilitationsmaßnahmen in entsprechenden Zentren positiv gegenüber, da man doch die Prognose und den Verlauf chronischer Leberkrankheiten günstig beeinflussen kann, und ein Nihilismus nicht nur unärztlich, sondern auch fehl am Platze ist.

In diesem Sinne hat sich zum Beispiel auch Wildhirt vor einem Jahr hier in Mergentheim bei der Lebertagung geäußert und die Anregung gegeben, das große brachliegende Zahlenmaterial auszuwerten.

Natürlich gab und gibt es in der Behandlung Probleme, aber diese sind nicht so sehr Probleme der Rehabilitation oder der Kur, als Probleme der Therapie einer chronischen Lebererkrankung insgesamt (Willert).

Welche Lebererkrankungen kommen nun nach exakter Diagnose für eine Rehabilitation in einem Kurort in Frage?

---

* Als Beispiel die Situation im eigenen Haus. 1971 wurden 647 Patienten mit einer gastroenterologischen Krankheit behandelt. Darunter befanden sich 316 Patienten (49 %) mit einer Leberkrankheit.

1. Der posthepatitische Symptomenkreis,
2. die chronische Hepatitis,
3. die Leberzirrhose*,
4. die Fettleber, einschließlich der exogenen Hepatosen (alkoholbedingte, diabetische, Mast-Fettleber),
5. die parasitären Lebererkrankungen.

Warum ist nun der spezialisierte Kurort für die Rehabilitation chronischer Lebererkrankungen besonders geeignet? Zunächst sind es rein ökonomische Überlegungen, die es nicht zweckmäßig erscheinen lassen, im Rahmen der Aufgaben einer Klinik oder eines Krankenhauses und in Anbetracht der Bettennot hier routinemäßig eine derartige langzeitige Behandlung durchzuführen. Zum anderen ermöglicht ein derart spezialisierter Kurort in seinen Sanatorien und Kurkliniken nicht nur die Fortführung der von der Klinik initiierten Behandlung, sie vollzieht sich auch in einer positiven psychotropen Atmosphäre, bei zunehmender Normalisierung des Tagesablaufes unter besonderer Berücksichtigung der individuellen Persönlichkeit des Patienten. Notwendigerweise sollen diese Kurorte über medizinische Institutionen verfügen, in denen nicht nur eine weiterführende Diagnostik, sondern auch Intensivmaßnahmen bei akuten Komplikationen wie bereits erwähnt durchgeführt werden können.

Wenn man von der Kur spricht, so unterscheidet man immer noch zwischen der sog. freien Badekur und der Kur in einem Sanatorium oder in einer Kurklinik. Diese Einteilung läßt sich nur bedingt auf die Rehabilitation chronischer Lebererkrankungen übertragen. Während die Kurklinik in idealer Kombination klinische Behandlung und gleichzeitige Anwendung natürlicher Heilvorkommen gewährleistet, dominiert bei der freien Badekur die örtliche Heilmethode. So liegt es auf der Hand, daß die freie Badekur bei der Rehabilitation unter Berücksichtigung oben genannter Leberkrankheiten eine untergeordnete Rolle spielt.

Mit welchen Rehabilitationsformen haben wir es zu tun?
1. Anschlußheilmaßnahmen, d. h. der Übergang von der Klinik in den Rehabilitationsort erfolgt nahtlos.

---

* Leberzirrhosen sollen natürlich nur kompensiert in den Rehabilitationsort geschickt werden. Die Kurklinik sollte jedoch fachlich und technisch in der Lage sein, eine gar nicht so seltene Dekompensation zu beherrschen.

178 Die Behandlung der Leberkrankheiten

2. Sicherungskuren oder Wiederholungskuren. Sie dienen der Erhaltung der Arbeitsfähigkeit im Rahmen der hausärztlichen Langzeitbehandlung.

Welche Ziele verfolgt nun die kurörtliche Rehabilitation des Leberkranken?
1. Heilung oder Stabilisierung des Krankheitsprozesses
2. Körperliche und psychische Aktivierung des Patienten
3. Behandlung der Risikofaktoren.

Demzufolge sollte die Kurortbehandlung auf drei Säulen ruhen (Tab. 1).

Tabelle 1 Behandlung am Kurort

Klin. Behandlung	Physikal. Behandlung	Edukation
Medikamentöse Basistherapie	Ortsgebundene Heilmittel	Gruppenschulung:
		1. Diätetik
Medikamentöse Spezialbehandlung	Körperliches Training	2. Nahrungskunde
		3. Psychotherapie
Diät		4. Autogen. Training

1. Die klinische Behandlung
2. Die physikalische Therapie
3. Gesundheitspädagogische Maßnahmen (Edukation)

Einige der hier genannten Punkte sollen etwas ausführlicher behandelt werden. *Die Diät* ist inzwischen ihrer Funktion als Leberschutz- oder Leberschonkost entkleidet worden. Dies war sowieso nur eine Wunschvorstellung (MARTINI). Biochemische Untersuchungsergebnisse und klinische Erfahrungen haben zu einer beträchtlichen Liberalisierung der Diät bei Erkrankungen der Leber geführt. Wir sprechen heute besser von einer „gastroenterologischen Mitteldiät", die den Patienten vollwertig ernährt, auf sein Körpergewicht bezogen ist, und individuelle Unverträglichkeiten berücksichtigt (KNICK). Dazu einige wesentliche Punkte in Schlagworten.

Patienten mit einer chronischen Lebererkrankung sind oft inappetent. Da fettarme Diät meist nicht so schmackhaft ist, kann man hier etwas großzügiger sein. Bei der Fettleber sollte man viel mehr auf die Kohlenhydratreduktion als auf die Fettreduktion achten.

Die tägliche Eiweißmenge kann im allgemeinen reichlich bemessen sein. Sie sollte 1,0 bis 1,5 g pro kg Körpergewicht

Die Behandlung der Leberkrankheiten 179

betragen. Die Eiweißfreizügigkeit hat jedoch bei bestimmten Erkrankungsstadien ein Ende, und zwar bei der portaldekompensierten Leberzirrhose mit Pfortaderhochdruck, bei komatösen und stuporösen Zuständen und bei portokavalen Shuntoperationen. Da eine Eiweißeinschränkung einen erheblichen Verzicht für die Patienten darstellt, sollte diese so spät wie möglich erfolgen. Das bedeutet, daß beim Zirrhotiker die Proteinzufuhr individuell eingestellt werden sollte, was durch regelmäßige Erstellung von Ammoniaktagesprofilen erreicht werden kann.
Dann sollte die tägliche Eiweißmenge auf 50 g, möglichst aber nicht unter 35 g pro Tag beschränkt werden, mit dem Schwerpunkt auf Milcheiweiß. Für eine positive Stickstoffbilanz durch genügend Kalorien, mindestens 2000 pro Tag, ist stets zu sorgen.
Physikalische und *balneologische* Maßnahmen können im Rahmen einer Leberrehabilitation, vom erfahrenen Arzt eingesetzt, ihre positive Wirkung entfalten. In erster Linie sind hier die feuchtwarmen Fango- und Moorpackungen, bei denen es sich nicht um Ganzpackungen, sondern nur um eine Teilpackung im Bereich der Leber handelt, zu nennen. Obgleich eine Mehrdurchblutung der Leber nicht zu erzielen ist – in diesem Zusammenhang sei auf die Arbeiten der Erlanger Klinik verwiesen (DEMLING, GROMOTKA u. a.) – werden diese Maßnahmen von Patienten immer wieder als äußerst angenehm empfunden. Sehr wahrscheinlich spielt eine Spasmolyse über dem Splanchnikus im Bereich der benachbarten Oberbauchorgane, insbesondere der Gallenwege, eine Rolle. Die Frage liegt nahe, ob durch solche Packungen Hepatitiden verschlimmert und inaktive Leberschäden aktiviert werden können. Die Erfahrung eines Jahrzehnts, in dem routinemäßig Transaminasenkontrollen an den Kurorten durchgeführt wurden, sprechen dagegen. Es liegen auch exakte Untersuchungen vor. Es sollen hier nur zwei Arbeiten aus den letzten Jahren genannt werden. MORIABADI und BRÜGEL untersuchten in Kissingen bei Leberkranken und Gesunden die Transaminasenaktivität nach Moorteilpakkungen.
Statistisch signifikante Änderungen waren jedoch nicht nachweisbar. Eine russische Arbeit befaßt sich mit der gleichen Fragestellung. 115 Patienten mit einer histologisch gesicherten chronischen Hepatitis wurden neben einer Basistherapie einer Behandlung mit Fangopackungen unterzogen

und einer Kontrollgruppe gegenübergestellt. Auch hier kam es zu keinen verwertbaren Verschlechterungen der geprüften Parameter.

Neben der Fangopackung gehört auch die Massage zum Repertoire der physikalischen Maßnahmen. Man setzt sie in Form der klassischen Muskelmassage oder Bindegewebsmassage gerne zur allgemeinen Aktivierung und Roborierung des Patienten ein. Die aus der langen Zeit der Bettruhe entstandene Hypodynamie kann hier gut beeinflußt werden. Zur Bekämpfung gestörter Kreislauffunktionen dienen Hautbürstungen, da ja Bäder oder Kneipp-Anwendungen nicht in Frage kommen. Hier ist auch das Stichwort zur Frage, ob Bäder bei Lebererkrankungen indiziert sind, gefallen. Pabst konnte nachweisen, daß es im thermoindifferenten Bad zu einer sicheren Abnahme der Leberdurchblutung kommt, die sich im Überwärmungsbad oder bei CO_2-Zusatz noch verstärkt. Auch Schmidt-Kessen hält die Behandlung von Lebererkrankungen mit medizinischen Bädern für nicht effektiv.

Wenn man von der Behandlung der Leberkrankeiten im Kurort spricht, muß auch zur Frage der Trinkkur Stellung bezogen werden. Hier vollzog sich in den letzten Jahren eine deutliche Akzentverschiebung. Waren Trinkkuren noch bis vor einem Jahrzehnt Aufhänger für eine Heilbehandlung, so ist heute bekannt, daß Trinkkuren vor allem bei chronischer Hepatitis aktivierend wirken können, und daß eine vermehrte Flüssigkeitszufuhr, zumal mit Mineralien, Zirrhosen erheblich belasten können. Beim posthepatischen Oberbauchsyndrom wie Dyskinesien der Gallenwege und der Gallenblase sowie bei Pankreasfunktionsstörungen können diese jedoch günstig beeinflußt werden. Das gleiche gilt für begleitende Obstipationen. Hier gewinnt die Trinkkur wieder an Bedeutung, wissen wir doch seit kurzer Zeit, daß eine große Zahl von Laxantien als potentiell leberschädigend anzusehen sind. Es handelt sich um die Gruppe der diphenolhaltigen Abführmittel, bei denen sich somit eine langfristige Einnahme verbietet. Erst im Oktober 72 veröffentlichte die Arzneimittelkommission im Deutschen Ärzteblatt die Namen von 130 diphenolhaltigen Laxantien.

Das körperliche Training muß sinnvoll in die Äquilibrierung eingebaut werden. Das bedeutet Herstellung des individuellen Gleichgewichtes zwischen Ruhe und Entlastung einerseits und Training und Belastung andererseits (Bock).

Also Bettruhe bei einem aktiven Schub, dosierte Belastung unter Kontrolle biochemischer Kenngrößen mit Aufstehen, kleinen Spaziergängen, Schwimmen im beheizten Bewegungsbad, alles im Sinne eines Intervalltrainings.

Die Maßnahmen am Kurort dürfen nicht nur die somatische Seite der Erkrankung umfassen, man muß sich auch um die psychische und soziale Situation des Patienten bemühen. Deshalb muß im Rahmen der Rehabilitation im Kurort auch die Edukation, resp. die Gesundheitspädagogik als dritte Säule zum Tragen kommen.

Hier bietet der Kurort die idealen Voraussetzungen. Das Milieu seiner Erholungslandschaft, das Herausgelöstsein aus seiner Umwelt macht den kranken Menschen aufgeschlossener für wichtige Lernprozesse. Hier bieten bereits einige spezialisierte Kurorte Erziehungshilfen an. Es seien genannt: Gruppenschulung in Diätetik, wobei nicht die Ernährungslehre allein, sondern Lebensführung im weitesten Sinne des Wortes gemeint ist, dann Gruppenunterricht im autogenen Training und, falls notwendig, Einsatz der psychotherapeutischen Kurzbehandlung. Bei dieser Gruppentherapie kommen natürlich die modernen audiovisuellen Hilfen wie Tonbildschauen und Filme zum Einsatz, aber niemals allein, sondern stets unter ärztlicher Leitung.

Die oben erwähnte Aufgeschlossenheit sollte auch unbedingt dazu benützt werden, den Patienten von der Notwendigkeit der Vorsorgeuntersuchung, insbesondere der Krebsvorsorge, zu überzeugen und diese auch dann zu veranlassen.

All diese gesundheitspädagogischen Maßnahmen haben ein Ziel: Der Patient muß während seiner Kur jene Lebensweise kennen, und vor allem anerkennen lernen, die er dann zu Hause langfristig fortzuführen hat, um sein Risikofaktorenmuster zu verändern, er muß die Motivation kennenlernen, die ihn in die Lage versetzen, mit den behandelnden und nachbehandelnden Ärzten zu kollaborieren, um so das Fortschreiten seiner Leberkrankheit oder Rückfälle zu vermeiden.

Literatur

Arzneimittelkommission: DÄ 40 (1972) 2516

FIDUROV, YA. N.: The Influence of Fangotherapy on Clinical, Biochemical and Morphological Indices of the Liver State in Patients with Chronic Hepatitis. Voprosy Kurortologie 4 (1969) 350

KNICK, B.: Gastroenterologische Diät? Leber, Magen, Darm 1 (1971) 27
KÜHN, H. A.: Ernährung bei Erkrankungen der Leber. Dtsch. med. J. 23 (1972) 3
MORIABADI, R., H. BRÜGEL: Über den Einfluß einiger örtlicher Kissinger Kurmittel auf Lebererkrankungen. Z. angew. Bäder- und Klimaheilk. 18 (1971) 14

Podiumsgespräch

Die Behandlung chronischer Leberkrankheiten
Ein Extrakt

Von W. BOECKER

Es diskutieren unter der Leitung von W. SIEDE, Frankfurt:
H. GROS, Saarbrücken
B. KOMMERELL, Heidelberg
A. NEUMAYR, Wien
H. F. VON OLDERSHAUSEN, Tübingen
M. SCHMID, Zürich-Waid
E. WILDHIRT, Kassel

Disposition
1. Diät
2. Körperliche Belastung bei Lebererkrankungen
3. Die „konventionellen" Leberpräparate
4. Kortikoide
5. Azathioprin
6. D-Penicillamin
7. Resochin
8. Alkohol und Medikamente bei chronischen Leberschäden
9. Die Behandlung des Präkoma

Es ist auf dem Gebiet der Leberkrankheiten außerordentlich schwierig, fast unmöglich, die Wirkung einer therapeutischen Maßnahme mit naturwissenschaftlichen Maßstäben zu überprüfen. Die im Tierversuch erzielten Beeinflussungen von Leberschäden sind nur mit Vorbehalt auf den Menschen übertragbar. Die Verlaufsformen der Leberkrankheiten sind sehr unterschiedlich. Es gibt überraschend spontane Besserungen. Prospektive Studien sind aus ethischen Gründen nicht immer durchführbar, so mußte z. B. eine Studie abgebrochen werden, als sich einige Fälle der nicht behandelten Kontrollgruppe erheblich, z. T. lebensbedrohlich, verschlechterten, so daß Kortikosteroide verabreicht werden mußten, wonach dann auch eine prompte Besserung eintrat.

Unsere derzeitige Lebertherapie kann nur eine Synthese aus statistisch gesicherten Studien, andererseits aus Empirie und vielen zwischen diesen Extremen angesiedelten Kategorien sein.

Hier nun unsere Überlegungen über die *derzeitige* optimale Lebertherapie:

Diät

Nach einer Zeit der überspitzten Diätvorschriften bei Lebererkrankungen wurde in jüngster Zeit von mehreren Seiten die freie Kost propagiert. Das Pendel der Diätvorschriften schlug also nach der anderen Seite aus. Wo stehen wir nun heute?

Die Diätvorschriften sind wesentlich liberaler geworden, dies betrifft besonders die Diät bei chronischen Hepatitiden und Zirrhosen; denn die Nahrungszufuhr bei der akuten Hepatitis regelt der Appetit, abgesehen davon ist die Hepatitis in den meisten Fällen in 2–3 Monaten ausgeheilt.

Bei der akuten Hepatitis empfiehlt sich eine leichte Schonkost im Sinne einer „gelenkten Wunschkost". Da eine Normalkost so viel *Kohlenhydrate* enthält, wie der Mensch braucht, ist eine zusätzliche Zufuhr von Kohlenhydraten sogar unzweckmäßig, da wir wissen, daß bei chronischen Leberschäden häufig Kohlenhydratverwertungsstörungen bis zum hepatogenen Diabetes bestehen, auch kennen wir die kohlenhydratinduzierte Fettleber. Eine Überfütterung mit diesen Stoffen schadet eher, so erübrigt sich z. B. die reflektorische Verordnung von Dextropur.

Ein Zuviel an *Fett* erscheint auch nicht angebracht, da man nach reichlicher Fettzufuhr bei chronisch Leberkranken bei histologischen Kontrollen vermehrte Fetteinlagerungen in der Leber fand. Eine Fettbeschränkung auf 50 g Koch- und Streichfett wird empfohlen, ob Pflanzenfett oder Butter, spielt hier keine Rolle, dies kommt ohnehin einer täglichen Fettzufuhr von 80–90 g mit den versteckten Fetten gleich. Das ist genau die Summe, die auch von der Deutschen Gesellschaft für Ernährung für die Normalkost des Gesunden empfohlen wird.

Die normale Leberkost soll eiweißreich sein, etwa 100 g Eiweißzufuhr pro Tag, was einer *Eiweißmenge* von 1,5 g pro kg Körpergewicht, also einer Normalkost entspricht. Auf der anderen Seite besteht aber bei Zirrhotikern mit Ösophagusvarizen, aber auch bei chronischen Leberschäden mit intrahepatischen arteriovenösen Kurzschlüssen eine Neigung zu Ammoniakanstieg im Blut.

Wir müssen also bei Zirrhotikern sehr vorsichtig sein, müssen die Eiweißtoleranz testen und evtl. das Eiweiß reduzieren. Milcheiweiß erhöht hier weniger den Ammoniakspiegel als Fleisch, man soll hier individuell dosieren, also keine Quarklawine, keine großen Fleischmengen, insbesondere wenn gegen letztere Widerwillen besteht, liegt immer ein erhöhter Ammoniakspiegel vor.

Wichtiger ist überhaupt, nach der Verträglichkeit zu fragen und diese Speisen zu streichen, denn oft ist die Ursache dafür eine begleitende Gastritis oder Gallenwegserkrankung. Was der Leberkranke gern ißt, verträgt er auch, und es ist nicht einzusehen, weshalb in jedem Fall Bohnenkaffee verboten wird oder Gewürze eingeschränkt werden, die vertragen werden. Das sind alles Dinge, die wir neu überdenken und in unsere Diätzettel aufnehmen müssen.

Körperliche Belastung bei Leberkrankheiten

Die Meinungen über die Zweckmäßigkeit bzw. Unzweckmäßigkeit körperlicher Schonung bei chronischen Leberschäden gehen weit auseinander. Soll man chronisch Leberkranke monatelang ins Bett stecken oder sie normal belasten? Hier liegt, wie vieles im Leben, der goldene Mittelweg in einem überlegten individuellen Mittelmaß, also „zwischen Bettruhe und Sportabzeichen" (GROS). Gegen körperliche Belastung bei floriden chronischen Hepatitiden und Zirrhosen mit erhöhten Transaminasen spricht der signifikante Transaminasenanstieg bei diesen Patienten nach exakten Belastungen am Fahrradergometer.

In der Praxis sollte man so verfahren: Die chronisch nekrotisierende Hepatitis, die hochfloride Leberzirrhose und die dekompensierte Leberzirrhose gehören ins Bett. Man läßt die Patienten zur Toilette, zu den Mahlzeiten und zum Waschen aufstehen, Massagen und Bewegungsübungen werden aber konsequent durchgeführt, um die negativen Auswirkungen der Bettruhe zu kompensieren. Bei Besserung dann vorsichtige Belastung unter Transaminasenkontrolle. Histologisch gesicherte aggressive Hepatitiden ohne florides klinisches Gesamtbild und persistierende Hepatitiden bedürfen keiner strikten Bettruhe; denn wir kennen ja die negativen Auswirkungen einer zu langen Bettruhe auf Muskelatrophie, Mineralstoffwechsel und die fatalen sozialen Auswirkungen, die eine langdauernde ungerechtfertigte Inaktivierung beinhaltet. In vielen Fällen genügt eine 2stündige Bettruhe über Mittag, aber auch hier ist jeder Beruf und jeder Fall anders zu beurteilen. Was man einem Büroangestellten zumuten kann, geht nicht bei einem Möbelträger. Mit dem Krankschreiben und der Invalidisierung sollte man aber sehr vorsichtig sein, viele Prozesse bessern sich, es ist schwer, einen vorzeitig invalidisierten Mann wieder in den Arbeitsprozeß einzugliedern.

Die „konventionellen" Leberpräparate

Hieb- und stichfeste prospektive vergleichende Studien liegen hierüber nicht vor.

Wir unterscheiden einmal eine große Gruppe der Aminosäurengemische, die als hepatotrope Stoffe in die Therapie eingeführt wurden, was durch die Ergebnisse von biochemischen Untersuchungen über die Wirksamkeit der Förderung der Entgiftungsleistung in der Leber und auch durch einige tierexperimentelle Untersuchungen, die die leberzellschützende Wirkung der essentiellen Aminosäuren erkennen lassen, begründet ist. Der Nachweis einer Wirksamkeit bei chronischen Leberschäden oder Zirrhosen fehlt aber, trotzdem geben viele Patienten an, daß ihnen dieses oder jenes Präparat gut bekäme, ob nun aus psychotherapeutischen Gründen, sei dahingestellt.

Die 2. Therapiegruppe stellen die Vitaminpräparate, im wesentlichen Vitamin B_{12} und Folsäurepräparate. Es handelt sich um eine unspezifische Therapie, die sich bei dem Gros der inappetenten und adynamischen Patienten günstig auswirkt und auch ohne sicheren Nachweis auf den Verlauf einer chronischen Hepatitis eine sinnvolle Maßnahme darstellt. Hier haben wir eine große therapeutische Breite, brauchen aber nicht mit Nebenwirkungen zu rechnen. Man könnte die Vitamintherapie als Dauertherapie des praktischen Arztes für den wenig aktiven chronischen Entzündungsprozeß in der Leber bezeichnen. Der roborierende Effekt ist dabei besonders wertvoll und auch von guter subjektiver Wirkung auf den Patienten.

Die nächste Gruppe sind die Anabolika. Sie sollten nur bei Katabolie des Stoffwechsels gegeben werden, z. B. bei langdauernder Cortisontherapie, dann aber auch über längere Zeit.

WILDHIRT empfiehlt die Kombination der Cortisontherapie mit der Thioktsäure, die bei ausschleichender Cortisontherapie einen Reboundeffekt vermeiden soll.

Zu der letzten Gruppe der Leberpräparate seien die genannt, die Silymarin, Betain und Stoffe enthalten, die z. T.

den Nucleotidstoffwechsel beeinflussen sollen. Bei allen diesen Präparaten steht der Nachweis der Wirkung noch aus. Eine kürzlich von LINDNER mitgeteilte Studie beweist die Wirkungslosigkeit von Silymarin.
Eine echte Bereicherung scheint also nur die B_{12}-Therapie plus Folsäure zu sein; hier werden wiederholte Injektionen mit den handelsüblichen Ampullen zu 2500 Gamma B_{12} und Nicotinsäureamid und Folsäure empfohlen.

Kortikoide

Die Kortikosteroidbehandlung chronischer Lebererkrankungen ist nicht neu. Eindrückliche klinische Remissionen wurden vor mehr als einem Dezennium bei der chronisch aktiven oder, wie es damals hieß, „lupoiden" Hepatitis beschrieben. Gesicherte Kortikosteroidwirkungen bei der *akuten* Hepatitis sind folgende:

1. Hebung des Allgemeinzustandes
2. Senkung des Serumbilirubins („white wash"-Effekt auf einem bislang noch umgeklärten Mechanismus)
3. Senkung der Serumtransaminasen. Diese Wirkung ist aber fakultativ. Auch herrscht unter den Hepatologen Einigkeit darüber, daß die Kortikoide bei schweren Fällen von akuter Virushepatitis sich lebensrettend auswirken können.

Die Therapieerfolge bei der aktiven chronischen Hepatitis waren indessen nicht unfehlbar. Bei schubweisem Verlauf und späterem Therapiebeginn zeigten sich wechselnde Ergebnisse, bei fortgeschrittenen Zirrhosen keine Wirkungen. Lediglich die Spezialformen der sog. lupoiden Hepatitis sprachen gut an. Wegen der vielfach enttäuschenden Ergebnisse der Langzeittherapie gingen einige Therapeuten dann bald zur Behandlung mit immunsuppressiven Substanzen über.

Drei kontrollierte Studien brachten dann aber wieder eine Renaissance der Kortikoidbehandlung:

1. Die Kopenhagener Studie. 169 Zirrhosen aller Genesen, die mit Cortison behandelt wurden, wurden einer Gruppe von 165 Zirrhosen ohne Behandlung gegenübergestellt. Die Absterberate von etwas weniger als 50 % nach 4 Jahren war bei beiden Gruppen gleich. Dagegen fand sich eine gesteigerte Todesrate nach Kortikosteroiden bei dekompensierten aszitischen Zirrhosen und eine signifikant vermin-

derte Todesrate bei Frauen ohne Aszites, als im Frühstadium einer Zirrhose mit hoher Aktivität und exzessiv gesteigerter Hypergammaglobulinämie. Prednison wirkt auf chronisch aktive Hepatitiden mit Übergang in Zirrhose im Frühstadium, also bei der sog. lupoiden (chronisch aktiven) Hepatitis.

2. In einer Studie an einem selektierten Material aus dem Royal Free Hospital in London von Frau SHERLOCK wurden in einer Zeitspanne von 72 Monaten 22 Frauen während und nach der Pubertät und nach dem Klimakterium mit täglich 15 mg Prednisolon behandelt. Es handelte sich wieder um chronisch aktive, sog. lupoide Hepatitiden. Während in dem Zeitraum von der Gruppe der Steroid-behandelten 3 Patientinnen starben, waren es in der Gruppe der unbehandelten 15, also ein signifikanter Unterschied. In den Laboratoriumsbefunden zeigte sich ein Rückgang des Bilirubin und der überhöhten Gammaglobuline, ebenso ein Anstieg der Albumine, während der Transaminasen sich nicht signifikant änderten.

Die 3. Studie ist eine Studie der Mayo-Klinik, eine Doppelblindstudie mit Placebo, Prednison, Azathioprin sowie einer Kombinationsgruppe mit Azathioprin und Prednison. Als Resultat fand sich:

a) Eindeutig bestes Resultat in der Prednison-Gruppe.

b) Azathioprin zeigt kein besseres Resultat als die Placebo-Gruppe.

c) Eindeutig besseres Ergebnis bei der Kombinationsbehandlung Prednison + Azathioprin als bei Azathioprin allein.

Sicher war hier die Auswahl entscheidend, ausgewählt wurden Fälle mit sog. "chronic active liver disease", also in unserem Sinne chronisch aggressive Hepatitiden und subakut nekrotisierende Hepatitiden, teils im Remissionsstadium.

In einer Langzeitstudie der Züricher Klinik fand SCHMID in einem Zeitraum von 7–10 Jahren bei chronisch aggressiven Hepatitiden wenig ermutigende Ergebnisse bei der Kortikoidbehandlung.

Zusammenfassend ist zu sagen: Angebracht sind Kortikoide bei

1. schwerer chronisch aggressiver Hepatitis mit Allgemeinsymptomen und schwerer Beeinträchtigung des Allgemeinbefindens;

2. subakut nekrotisierender Hepatitis.
Unsicher ist der Erfolg bei chronisch aggressiver Hepatitis ohne Allgemeinsymptome, nach GROS ist hier die Kortikoidtherapie nicht nur nutzlos, man kann sogar schwere akut nekrotische Schübe auslösen.
Fraglich ist auch die Wirkung bei der primär biliären Zirrhose und bei alkoholischer Hepatitis.
Ohne jeden Erfolg sind Kortikoide bei der persistierenden Hepatitis.
Verlaufsformen der Hepatitis siehe *Abb. 1*.
Gefährlich ist die Therapie bei dekompensierter aszitischer Zirrhose. SIEDE behandelte an seiner Klinik von 1955 bis 1972 über 700 Fälle mit Prednisolon, vereinzelt mußte bei

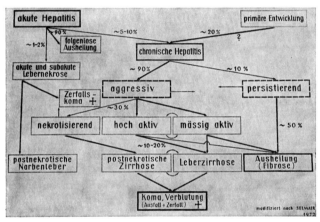

Abb. 1 Verlaufsformen der Hepatitis (modifiziert nach SELMAIR 1972)

schweren Fällen in der unbehandelten Kontrollgruppe doch Cortison gegeben werden, so daß keine prospektive Studie vorliegt; es konnte in 3 % eine Heilung, in 62 % eine entscheidende Besserung erzielt werden. Während bei 25 % der unbehandelten Fälle sehr schnell eine erhebliche, unaufhaltsame Verschlechterung eintrat, war dies bei der behandelten Gruppe nur bei 8 % der Fall.
Bei der Therapie werden zu Beginn 40–60 mg Prednison empfohlen, dann allmählicher Rückgang bis ungefähr 10–20 mg bzw. bis zur individuellen Erhaltungsdosis als Langzeitthera-

pie. Vorsicht ist bei zu schnellem Absetzen wegen der Reboundgefahr geboten, hier wird Dosisreduktion um 1 mg empfohlen. Die Dosis sollte einmal am Tag früh gegeben werden, eine Intervalltherapie, also jeden 2. Tag eine Kortikoiddosis zur Verhinderung eines Cushing wurde nicht als Fortschritt hingestellt.
Langzeittherapie so lange, bis der Entzündungsprozeß inaktiv geworden ist bzw. histologisch keine Aggressionszeichen mehr vorliegen, und die Gammaglobuline sowie die Transaminasen normalisiert sind.

Azathioprin

In der Annahme, daß ein Teil der chronischen Hepatitiden möglicherweise Ausdruck einer Immunkrankheit ist, hier also immunsuppressive Medikamente wirksam werden könnten, wurden seit 12 Jahren Antimetaboliten, vor allem das Imidazolpräparat des 6-Mercaptopurin (Azathioprin) verwandt.
Seit dieser Zeit sind zahlreiche Arbeiten von den verschiedensten Untersuchungsgruppen mit den unterschiedlichsten Ergebnissen veröffentlicht worden. So wurde z. B. 1971 aus über 40 Publikationen mit 613 Fällen in 65 % über Erfolge berichtet. Diese Besserung bestand in einem deutlichen Rückgang bis Normalisierung der Transaminasen, einer Besserung, wenn auch in geringerem Maße, der Gammaglobuline. Histologisch konnte man aber keinen Unterschied bei Kontrolluntersuchungen zwischen Azathioprinbehandelten und unbehandelten chronisch aggressiven Hepatitiden feststellen. Vereinzelt fand man geringere lymphozytäre Infiltrationszeichen in den Periportalfeldern unter Azathioprinbehandlung, wahrscheinlich mehr im Sinne eines antientzündlichen Effektes als einer echten immunsuppressiven Wirkung dieses Präparates.
Diese nicht sehr günstigen Resultate veranlaßten einige Autoren, nur jene Fälle auszusuchen, die deutlich positive Immunphänomene zeigten, insbesondere antinucleäre Faktoren und mitochondriale Antikörper aufwiesen. Bei dieser Auswahl konnte neben einer Normalisierung der Transaminasen auch eine deutliche Besserung des histologischen Befundes erreicht werden. Diese Ergebnisse konnten aber unter den gleichen Auswahlkriterien nicht überall erreicht werden, unabhängig auch davon, ob es sich um eine Australia-Antigen-positive chronisch aggressive Hepatitis oder um

eine chronisch aggressive Hepatitis mit positiven Immunphänomenen gehandelt hat.
Interessant ist eine Studie von KOMMERELL, der eine Verschlechterung nach Imurek nur bei Australia-Antigen-positiven Fällen fand, während bei den klinisch und histologisch gebesserten Fällen Australia-Antigen negativ war.
Wichtig ist, und dies ist noch ausgeprägter als bei der Kortikoidtherapie, daß die Therapie ohne Unterbrechung durchgeführt wird, sonst kommt es unweigerlich zu einem Rebound-Phänomen, das therapeutisch schwer zu beeinflussen ist.
Die Therapie mit Azathioprin muß vorsichtig wegen der oft hämatotoxischen Nebenwirkungen durchgeführt werden, gelegentlich kommt es zu einem Anstieg des Bilirubin, besonders wenn die Bilirubinwerte zu Beginn der Behandlung über 4–5 mg liegen; hier sollte man überhaupt große Zurückhaltung üben. Wegen der Gefahr möglicher teratogener Schäden sollte man junge Leute, insbesondere junge Frauen, vor allem gravide, von der Azathioprinbehandlung ausschließen.
Wann ist überhaupt eine Azathioprinbehandlung zu empfehlen?
Grundsätzlich sollte bei der Behandlung chronischer Leberschäden zuerst mit Kortikoiden begonnen werden. Kommt es zu keiner bleibenden Remission und kann die Aktivität des Prozesses nicht unter Kontrolle gebracht werden, empfiehlt sich, zusätzlich Azathioprin zu verordnen.
Eine weitere Gruppe scheint für eine Kombinationstherapie geeignet: Es sind dies die Fälle mit Kortikoidbehandlung, bei denen durch Steroidlangzeitbehandlung mit Spätschäden (Osteoporose, Cushing) beachtlicher Natur zu rechnen ist. Hier scheint eine Kombinationsbehandlung günstiger zu sein, antientzündliche und immunsuppressive Wirkungen ergänzen bzw. addieren sich, während die negativen Wirkungen der einzelnen Präparate gering sind (Cortisonspareffekt).
Die Einzeldosis kann dann von Prednison bei 5-10 mg gehalten werden, bei Azathioprin genügen sogar oft 37,5 mg bis 50 mg.
Dekompensierte Zirrhosen und fortgeschrittene Zirrhosen sprechen in der Regel auch auf die kombinierte Behandlung schlecht an, höchstens scheint in kompensierten Übergangsfällen eine kombinierte Behandlung geeignet

Wie alle übrigen Medikamente scheint auch Azathioprin bei primärer biliärer Zirrhose erfolglos zu sein; in einem Falle kam es lediglich zu einem nicht erklärbaren Rückgang des Juckreizes.

D-Penicillamin

Die Behandlung der chronisch aggressiven Hepatitis mit D-Penicillamin (Metalcaptase, Trolovol) ist seit kürzerer Zeit sehr aktuell geworden, ohne daß man schon gesicherte therapeutische Richtlinien aufstellen kann. Beim D-Penicillamin handelt es sich um ein Spaltprodukt des Penicillins, eine D-Aminosäure, deren ausgeprägte Chelatbildung mit Biometallen zum therapeutischen Einsatz beim Morbus Wilson und bei Schwermetallvergiftungen geführt hat.

Therapieversuche bei Kollagenosen zeigten eine Förderung der Löslichkeit des Kollagens, bei Morbus Wilson eine Abnahme der intrahepatischen Fibrose. Deshalb erschien eine Behandlung der chronisch aggressiven Hepatitis erfolgversprechend, auch ohne daß ein immunsuppressiver Effekt nachweisbar war. In Übereinstimmung mit LANGE begann GROS mit einer Volldosis von täglich 1,8 g (3 × 2 Tabletten Metalcaptase [Heyl]), dazu Vit. B_6 in ausreichender Dosierung. Nach klinischer Besserung Reduzierung auf 0,9 g. Auch hier soll eine schnelle Reduzierung wegen Rezidivgefahr, wie bei Kortikoiden und Azathioprin, vermieden werden.

Die bisherigen Ergebnisse nach einer 2jährigen Behandlung zeigt *Tab. 1*. Auffallend war dabei die rasche Besserung des Allgemeinbefindens, besonders schneller Rückgang der Gammaglobuline – besser als nach Azathioprin. Die histologischen Befunde sprachen weniger günstig an, wobei die entzündliche Aktivität etwa besser reagierte als die fortschreitende Proliferation. Übergang in Zirrhose oder entzündliche Schübe können aber nicht verhindert werden. Dagegen hat man den Eindruck, daß D-Penicillamin bei subchronischer Hepatitis mit protrahiertem Verlauf durch Verhinderung der Kollagenisierung günstig wirkt, hier könnte sich ein neues Indikationsgebiet anbahnen. Insgesamt sind die bisherigen Erfahrungen ermutigend, ein Wundermittel ist das D-Penicillamin aber sicher nicht. Auf Grund des unterschiedlichen Wirkungsmechanismus von D-Penicillamin und Azathioprin wird vielleicht eine kombinierte „immun-mesenchym-suppresive" Therapie Bedeutung erlangen. WILD-

Tabelle 1 Klinische und histologische Ergebnisse mesenchymsuppressiver Therapie mit D-Penicillamin bei chronisch-aggressiver Hepatitis (Gros)

Klinische Ergebnisse (n = 25)	
anhaltend gebessert	12 = 48 %
unverändert	13 = 52 %
verschlechtert	0 = 0 %
Histologische Ergebnisse (n = 19):	
I. Entzündliche Aktivität	
gebessert	11 = 58 %
unverändert	4 = 21 %
verschlechtert	4 = 21 %
II. Proliferation	
zurückgehend	4 = 21 %
unverändert	8 = 42 %
fortschreitend	7 = 37 %*

* darunter 5 fast komplette Leberzirrhosen

HIRT fand bei einem ausgesuchten Material, bei dem vorher Prednison und Azathioprin ergebnislos gegeben wurde, biochemisch in 71 % Besserung und histologisch in 65 % Beruhigung, bei einigen Fällen (18,5 %) mußte das Präparat wegen Allergie, Proteinurie und Thrombopenie abgesetzt werden; auch ungeklärte akute Schübe mit hohen Transminasen waren zu verzeichnen. Bis zu einer genauen Indikation sollte das Präparat nicht in der Praxis gegeben werden, sondern Spezialkliniken vorbehalten bleiben. Bevor ein endgültiges Urteil über diese Therapie abgegeben wird, sollten zunächst unbedingt weitere Studien abgewartet werden, da ja auch sehr ungünstige Ergebnisse dieser Therapie vorliegen.

Resochin

Auf die Möglichkeit der Behandlung mit Resochin bei chronisch aggressiver Hepatitis hat SIEDE hingewiesen. Das Präparat ist in erster Linie als Therapeutikum bei Malaria, aber auch bei chronisch rheumatischen Erkrankungen bekannt. In einzelnen Fällen, in denen die Behandlung mit Kortikoiden, Azathioprin und D-Penicillamin versagt hat, kam es zu einem deutlichen Absinken der hohen Transaminasewerte, die nach Absetzen allerdings wieder anstiegen, wodurch der Effekt des Resochin erwiesen erscheint.

Abb. 2. zeigt sehr eindrucksvoll einen solchen Fall. Vielleicht sollte man dieses Präparat öfter in schwierigen Fällen einsetzen, zumal es keine Nebenwirkungen zeigt.

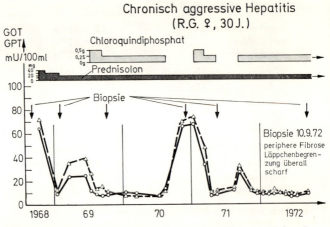

Abb. 2 Ergebnisse einer Behandlung mit Chloroquindiphosphat (Resochin) bei chronisch-aggressiver Hepatitis (SIEDE)

Alkohol und Medikamente bei chronischen Leberschäden

Bei Quartalsäufern und jüngeren Gewohnheitstrinkern ist striktes Alkoholverbot notwendig. Bei älteren Patienten jenseits des 60.–70. Lebensjahrzehnts und mäßigem Leberschaden bzw. leichten Fettlebern ist zu entscheiden, ob nicht kleine Mengen erlaubt sind, die bei der langsamen toxischen Schädigung letztlich nicht zum Tragen kommen, auf der anderen Seite die Lebensfreude unterstützen und als Sorgenbrecher wirken können.

Bei der Verschlußgelbsucht ist Alkohol zu verbieten.

Ovulationshemmer sind verboten

1. bei der akuten hepatischen Porphyrie
2. bei den Patientinnen mit idiopathischem rezidivierenden Schwangerschaftsikterus
3. aus Sicherheitsgründen bei der akuten Hepatitis und Zirrhose.

Ovulationshemmer können bei der funktionellen Hyperbilirubinämie gegeben werden (Morbus Gilbert).

Halothantodesfälle kommen selten vor, man sollte bei Disposition, überhaupt bei Allergiebereitschaft, daran denken und es lieber im Zweifelsfall nicht geben. Meprobamat bleibt länger bei Leberschäden im Blut als Phenobarbital. Refobacin kumuliert im Blut bei chronischen Leberschäden, es sollte also bei akuten Hepatitiden und Zirrhosen nicht genommen werden.

Die Behandlung des Präcoma

Häufigste Ursachen des Leberkoma sind hepatitische Erkrankungen (Virushepatitis, Drogenhepatitis, Intoxikationen) und besonders die dekompensierte Leberzirrhose.

Es kommt darauf an, alle Faktoren zu verringern und möglichst zu verhüten, die eine Lebererkrankung an der Grenze der Dekompensation verschlechtern. Da der Übergang in ein Koma oft rasch erfolgen kann, sind wahrscheinlich nicht immer aktuelle Störungen der Leberstruktur, sondern metabolische Störungen dafür verantwortlich. Plötzlich eintretende Komafälle können nach Hitze und unter körperlicher Belastung auftreten, möglicherweise als Folge eines verminderten zerebralen Blutflow und einer zerebralen Hypoxie. Man rechnet, daß 30–40 % der Leberzirrhose-Patienten an einem kombinierten Leber- und Hirnversagen sterben.

Vorsicht ist bei forcierter Diurese bei veränderter Resorption von Wasser und Natrium infolge Hyperaldosteronismus geboten. Hier besteht bei Ausscheidung von 1 Liter täglich die Gefahr des Harnstoffanstiegs und Abfall des Serum-Natriums, deshalb sollte die Ausscheidung nicht mehr als täglich 500–700 ml betragen.

Häufigster therapeutischer Angriffspunkt beim Zirrhosekoma ist die Störung des Eiweißstoffwechsels, insbesondere eine Erhöhung von Ammoniak und Phenol im Blut, da dadurch ein Leberkoma ausgelöst werden kann. Man erreicht eine therapeutische Besserung durch

1. proteinarme Kost
2. schwer resorbierbare Antibiotika
3. Lactulose.

ad 1. Auch wenn die Höhe des Ammoniakspiegels wichtig ist, ist gerade in der Praxis die psychische Gesamtsituation des Patienten entscheidend. Bei beginnendem Koma ist die Eiweißzufuhr völlig zu unterbinden, später je nach Kollateralkreislauf auf 30 g bis höchstens 70 g Eiweiß täglich einzustellen. Eine fleischfreie Eiweißdiät, z. B. eine modifizierte Kartoffel-Ei-Diät oder eine Käse-Diät, scheint die Ammoniakwerte nicht so stark zu erhöhen.

ad 2. Die Eiweißtoleranz läßt sich durch eine Verabreichung von schwer resorbierbaren Antibiotika (z. B. Bykomycin und Humatin) verbessern. Durch Reduzierung der Koligruppen und Fäulniskeime wird die Produktion von Ammoniak und Phenolen vermindert, die portale Enzephalopathie eindeutig gebessert.

ad 3. Als Langzeittherapeutikum zur Besserung der Eiweißtoleranz kann auch Lactulose in Mengen von 30–60 g pro Tag eingesetzt werden. Dabei kommt es in 70 % zu einer Besserung des klinischen Bildes mit Senkung des Ammoniakspiegels. Eine höhere Dosierung mit Lactulose ist aber durch eine Neigung zu Durchfällen begrenzt. KOMMERELL konnte bei 35 mit Lactulose behandelten Fällen eine eindeutige Senkung des Ammoniakspiegels von durchschnittlich 256 auf 148 Gamma% erreichen und bei einer Kombination von Bykomycin und Lactulose die Letalität bei Komafällen um 30–40 % senken.

Zieht man das Resümee aus dieser Podiumsdiskussion, so muß man feststellen, daß die Therapie der letzten Jahre ermutigende Fortschritte gemacht hat. Es besteht kein Grund zur Resignation. Viele Verfahren müssen durch prospektive kontrollierte Studien wissenschaftlich abgesichert werden. Solange dies nicht der Fall ist, müssen wir uns auf den gesunden Menschenverstand, Empfehlungen bewährter Therapeuten und eigene Erfahrungen stützen.

Es gibt Situationen mit therapeutischem Imperativ, wo Statistiken und Studien mit doppeltem Blindversuch nicht vorliegen und helfen. Dann werden wir mit unserem Gewissen allein gelassen. Hier müssen wir zu Therapiemaßnahmen greifen, von denen wir überzeugt sind, daß sie wirksam sind. Das therapeutische Handeln ist dann in einem Bereich angesiedelt, in dem es seit eh und je beheimatet war, nämlich im Spielraum einer wahren ärztlichen Kunst.

Sachverzeichnis

A

abdominelles Vorgehen 172
Abführmittel, diphenolhaltige 180
Abszeß, subphrenischer 152
Acetyl-Koenzym A 129
Actihaemyl 141
Adeno-Myomatose 65
Albumin 14, 33
Albuminwert, absoluter 14
Alkoholhepatitis 2
Alkoholschäden, hepatozelluläre 1
Allergie 193
Aminopterin 6
Aminosäurengemische 186
Ammoniakspiegel, Senkung 196
Ammoniaktagesprofile 179
Ammoniaktoxizität 134
Anabolika 186
Anastomose, laterolaterale splenorenale 163
–, lateroterminale splenorenale 162
–, umbilikokavale 165
–, zervikale lymphovenöse 164
Anastomosenoperation 158
Ansäuern 138
Antibiotika 154
– schwer resorbierbare 195 f.
Antigen, karzinoembryonales (CEA) 22
–, leberspezifisches 26
Antigen-Antikörper-Präzipitat 16
Antigenträger (carrier) 53
Antiglobulin-Konsumptionsteste 23, 25
Antikörper, antimitochondriale 25, 28
– –, positive Fluoreszenz 25
–, antizytoplasmatische 26
–, fluoreszierende 27
–, Jod-125-markierter 53
Antikörper, Lebererkrankungen 23
–, mitochondriale 23
–, Thyreoglobulin 27
–, Vorkommen bei Lebererkrankungen 27
Antistreptolysintiter 23
Arzneimittelwirkung 7
Ascites, milchiger 96
– unbekannter Ursache 96
Ätiologie, Fettleberformen 127
Aussalzung, fraktionierte 10
Ausschaltung, umschriebene 161
Australia-Antigen 51 f.
Autoimmunerkrankungen der Leber 25, 29
Autoimmunreaktion bei Lebererkrankungen 28
Azathioprin 190

B

Barbiturat- und Analgetika-Abusus 4
Bauchspiegelung 95
Baum, belaubter 79
–, entlaubter, dürrer 99
–, gesunder 99
Baumgartensyndrom 100
Baumwurzelphänomen 99
Becken, kleines, Inspektion 97
Begleit-Cholangitis 144
[131]J-Bengalrosa 105
Biopsie, diagnostische Möglichkeiten 85
Block, peripherer lienaler 157
Blutalkalose 134
Blutammoniak, Einfluß proteinarmer Ernährung 138
Blutergüsse, intralienale 101
Blutflow, zerebraler 195
Blutkonserven, Untersuchung 53
Blutsäule, stehende 100
Blutzelldepression, splenopathische 157

Sachverzeichnis

Boerema, Ligaturresektion 162, 173
Budd-Chiari-Syndrom 96, 102
Bykomycin 196

C

Cadmiumsulfat-Reaktion 11
Cardiolipin-Reaktion 25
Cephalin-Cholesterin-Test 11
Chelidonium 153
Chloramphenicol 6
Chloroquindiphosphat (Resochin) 193
Cholagogum 154
Cholangio-Cholezystographie, transhepatische 103
Cholangiographie, perkutane transhepatische *68*
–, retrograde 81
–, transhepatische 92
Cholangiohepatitis 147
Cholangiolen, Abflußstörung 145
Cholangiolitis 144
Cholangio-Pankreatikographie, endoskopische (ECPG) 79
–, retrograde 77
Cholangitis, akute 147
–, akut-rezidivierende 148
–, chronische 148
–, Klinik und Therapie 144
– lenta 149
–, primär sklerosierende 59
–, sekundäre 59
– senilis 148
–, septische 149
–, Zweitkrankheit 144
Cholangitisherz 150
Choledochus, Abflußstörung 145
–, terminaler entzündliche Stenosen 69
Choledochuskarzinom 91
Cholegraphie 59
Cholelithiasis 66
cholephile Erreger 146
Choleretica 153

Cholestase 3, 5, 15, 150
– anzeigende Enzyme 33
–, intrahepatische 44, 102
Cholesterolpolyposis 65
Cholezystangiographie 59
Cholezystektomie 155
Cholezystitis, akute 60
–, chronisch rezidivierende fibrosierende 61
cholezysto-koronares Syndrom 151
Cholezystosen, hyperplastische 65
Cholin 127
Cholinesterase 16, 33
Cholostagnation 144 f.
chronic active liver disease 188
Coeruloplasmin 14
Conray 69
Coombs-Teste, positive 23
Cortisonbehandlung bei Hepatitis 55
Courvoisiersches Zeichen 92

D

Dane bodies 51
Darmfäulnisprodukte 139
–, toxische 134
Dauertherapie 186
Dekompression, portale 157
–, transsplenische 160
Dekongestion, gastroösophageale 162
Desoxycholsäure 153
Diagnose extrahepatische 100
Diagnostik, nuklearmedizinische 100
– tumoröser Erkrankungen 124
–, weiterführende 177
diagnostische Möglichkeiten der Biopsie und Laparoskopie *85*
Diät 184
Diätetik, Gruppenschulung 181
Dissektionsligatur, subdiaphragmale 174
–, Vossschulte 162, 173

Doppeldetektorszintigraphie 106
Drainage, lymphovenöse 171
Drainageoperation, biliäre 81
Dringlichkeitschirurgie bei Ösophagusvarizen-Blutung *169*
Drogenfettleber 126, 130
Drogen-Reaktionen 1
Ductus choledochus 59
– –, Gallensteine 81
– hepaticus communis, Stenosierung filiforme 71
– – – –, Verschluß totaler 71
– pancreaticus 78
– Wirsungianus 78
Duodenoskopie, postbulbäre 78
– und retrograde Cholangio-Pankreatikographie in der klinischen Routine *77*
Dyscholie 144

E

Echinococcosis 94
Echoregistrierung, Ultraschalldiagnostik 115
Echostrukturen, intrahepatische 117
Einläufe, hohe 138
eiweißchemische und immunologische Untersuchungen bei Lebererkrankungen 9
Eiweißmenge 184
Eiweißstoffwechsel 9
Eiweißtoleranz 184
Elektrokoagulation 103
Elektrolyt- und Wasserhaushalt 139
Elektronenmikroskopie 100
Enzephalopathie, portale 140
– –, auslösende Ursachen 137
– –, Klinik und Therapie 135
– –, Pathogenese 135
– –, Therapie 137
Enzymchemie 9
Enzymdiagnostik 150
– bei Lebererkrankungen *32*

Enzyme, membrangebundene 33
Enzymmuster, Leberkarzinom, primäres 48
–, Metastasenleber 48
– im Serum 35
–, toxische medikamentöse Leberschädigung 43
–, CCl_4-Vergiftung 41
–, Verschlußikterus 48
Epithelläsionen bei Alkoholabusus 1
Erkrankungen, chronische 176
Ernährung, proteinarme, Einfluß auf Blutammoniak 138
Erziehungshilfen 181
Exportproteine 32

F

Fahrradergometer, Belastungen 185
Fango- und Moorpackungen 179
Farbstoffe, markierte 105
Fel tauri 153
Fernsehdurchleuchtungskontrolle 69
Fett 184
Fettleber 86, 177
–, alkoholische 126, 128
–, ausgeprägte 39
–, biochemische Grundlagen 126
–, diabetische 128
–, Einteilung nach Ursache 126
–, hyperlipämische 126
–, kombinierte 126
–, kryptogene 126, 131
–, Pathogenese 126
–, seltene 126
Fettleberformen, Ätiologie 127
–, Pathogenese 127
Fettleberhepatitis 132
Fibrinogen 14
Fibrose, periportale 99
Fluoreszenz, positive der antimitochondrialen Antikörper 25

α1-Foetoprotein 20
Folsäurepräparate 186
Formolgel-Reaktion 11
Fornixvarizen, blutende 172
Fotodokumentation laparoskopischer Befunde 85
Funktionsspektrum der Leber 9

G
Galaktosämie 131
Gallenblase, maligne Geschwülste 61
–, Lageanomalien 64
–, Transposition 64
Gallenblasenhydrops 62
Gallenblasenkarzinom 61
Gallenblasenpunktion 103
Gallenstein, Ductus choledochus 81
–, Perforation 96
Gallenwege, Dyskinesien 180
–, extrahepatische Röntgendiagnostik 59
–, Lageanomalien 64
Gamma-Glutamyltranspeptidase (γ-GT) 33
Gefäßabbrüche 99
Gefäße, Rarefizierung 99
Gefäßschenkel, portaler, Dekompression 156
Gegenstrom-Immunoelektrophorese 20
Gehirn- und Leberstoffwechsel 141
Gewebszerstörungen, nekrobiotische 15
α-Globuline 14
–, Vermehrungen 15
α^2-Globulin 10
β-Globuline 14
–, Vermehrungen 15
γ-Globulinanstieg 15 f.
γ-Globuline 14, 192
–, Vermehrungen 14
– –, extreme 16
Glutamat-Dehydrogenase (GLDH) 33
Glutamat-Oxalazetat-Transaminase (GOT) 33
Glutamat-Pyruvat-Transaminase (GPT) 33
Glykoprotein 22
GOT/GPT-Quotient 45
Grossche Probe 11
γ-GT/GOT-Quotient 45

H
Halothan 6
Halothannarkose 6
Halothantodesfälle 194
Hämagglutinationsteste 23
Hämatoklastik, lienale 157
Hämatom, subkapsuläres 101
Hämodialyse, extrakorporale 142
Hämodialysebehandlung 53
Hämodialysestationen 55
Hautbürstungen 180
Hautjucken 150
HB-Ag-Titer 57
Hepatitis, alkoholische 189
–, akute 86
– –, typischer Verlauf 34
– –B-Antigen *51*
–, cholostatische 144
–, chronische 15, 177
–, chronisch aggressive 25, 47, 193
– – –, Typ II A 94
– – äthylische 47
– – fortgeschrittene 99
– –, nekrotisierende 185
– –, persistierende 47
–, Cortisonbehandlung 55
–, floride chronische 185
–, lange Inkubationszeit 51
–, leichte Formen 99
–, lupoide (chronisch aktive) 187 f.
–, schwerer Verlauf 56
–, Verlaufsformen 189
– und Zirrhose, chronische, Differentialdiagnose 46
Hepatitis-assoziiertes Antigen (HAA) 52

Hepatitispatienten, HB-Ag-positive 57
Hepatomegalie 93
Hepatose, akute, alkoholtoxische 39
–, exogene 1
–, toxische 1, 6
– – bei Äthylismus 40
hepatozelluläre Alkoholschäden und Drogen-Reaktionen *1*
Hochdruck, peripherer lienaler 157
–, postsinusoidaler 157
–, präsinusoidaler 157
Humatin 196
Hyalin, alkoholisches 2
Hydantoinderivate 6
Hyperaldosteronismus 195
Hyperammoniämie 135
Hyperbilirubinämie, funktionelle 86, 194
Hyperlipämiker 130
Hypertension, portale 134
Hypertriglyceridämie, endogene (Typ IV) 130
Hypertrophie, agranuloretikuläre 4, 7
Hypokaliämie 134
Hypoparathyreoidismus 29
Hypoxie, zerebrale 195

I

Ikterus 150
–, Differentialdiagnose 44
–, Laparoskopie zur Operationsindikation 91
– unklarer Genese 68
Ileitis terminalis 95
Immundefiziente 56
Immunfluoreszenz 23
Immunfluoreszenz-Teste 24
Immunglobuline 17, 57
–, Bestimmung 22
–, Lebererkrankungen 21
–, Werte bei Lebererkrankungen 20
Immunglobulin-Bestimmung, quantitative 18

Immunität, zelluläre 55
Immunoelektrophorese 18
immunologische Untersuchungen, Ergebnisse 27
Immunpräzipitationselektrophorese 52 f.
Immunreaktion bei Lebererkrankungen, Ablauf 28
Implantation der Arteria lienalis 160
Imurek 191
Infektion 146
Infektionswege 146
Infektionsweg, kanalikulärer 146
Invalidisierung 186
Isoniazid 7

K

Kalibereinengung 99
Kalorienspender 130
Kartoffel-Ei-Diät 196
Karzinomatose 96
Käse-Diät 196
Keiminvasion 145
Klärung, präoperative 70
Klebsiellen 146
Klinik und Therapie der Cholangitis *144*
– – –, der portalen Enzephalopathie *134*
Koagulationsnekrose 1
Kohlenhydrate 184
Kohlenhydratreduktion 178
Kollagenisierung 192
Kolloidal-Gold-Reaktion 11
Kolloide, markierte 105
Komplement-Bindungsreaktion (KBR) 23 f.
Konkrement, präpapilläres 60
–, zurückgebliebenes 73
Kontrazeptiva 5, 44
Kopenhagener Studie 187
Kopfpankreatitis 69
Kortikoide 187
Krankschreiben 186
Kurklinik 177

Kurmittel, ortsgebundene 176
Kurort, Edukation 178, 181
–, klinische Behandlung 178
–, physikalische Behandlung 178
Kwashiorkor 127

L

Lackzunge 135
Lactulose 139, 195
Laevilac 139
Lageanomalien, Gallenblase, Gallenwege 64
Laktat-Dehydrogenase (LDH) 33
Langzeitmessung, Milzpulpa 100
Laparoskopie 85, 90
–, diagnostische Möglichkeiten 85
–, feinknotige Leberzirrhose 88
–, Indikation 90
–, Operationsindikation beim Ikterus 91
–, postnekrotische Zirrhose 88
laparoskopische Befunde, Fotodokumentation 85
– –, Verlaufskontrolle 86
Latexmethode, einfache 52
Leberabszeß 73
–, cholangitischer 152
Leberarteriographie, selektive 73
Leberausfallskoma 134
Leberbiopsie 53, 85
–, Fehlerquote 87
–, Menghini 85
–, perkutane 86
Leberdystrophie, subakute 6, 152
Leberechinococcus 73
Leberechinokokkose 111
Lebererkrankung, immunreaktive 15
–, parasitäre 177
Leberfunktion, spezifische 32

Lebergewebe, Reaktionen auf Pharmaka 3
Leberkarzinom, primäres 20
Leberkrankheiten, Behandlung am Kurort *176*
–, körperliche Belastung 185
Leber- und Kreislaufschock 169
Leberlymphe 156
Lebermetastasierung 16
Leberpräparate, konventionelle 186
Leberschäden, chronische, Alkohol und Medikamente 194
Leberschädigung, toxische 44
Leberszintigramm *105*
Lebervolumenbestimmung 121
leberzellenschützende Wirkung 186
Leberzellschädigung 3
Leberzirrhose 15, 116, 156, 177
–, akuter Schub 38
–, biliäre 152
–, cholangitische 10, 15
–, dekompensierte 179, 185
–, Differentialdiagnose zwischen alkoholtoxischer und hepatitischer 47
–, feinknotige 88
–, grobknotige 88
–, hochfloride 185
–, kryptogenetische 25
–, postnekrotische 88
–, primäre biliäre 23, 25, 28, 91, 189
–, sekundär-biliäre 148
LE-Faktor-Nachweis 25
Lepra, lepromatöse 51
Leucinaminopeptidase (LAP) 33
Leukämie 51
Leukozyten-Migrations-Inhibitionstest 26
LE-Zellphänomen 23
Lichtmikroskopie 100
Ligaturresektion von Boerema 162, 173
Lipofuszin 4
Lipofuszinose, abnorme 5

Sachverzeichnis

Lipopigment, gelbes 4
β-Lipoproteide 10
Lipoprotein 51
–, X 18
Lokalisationsdiagnostik 111
Lumina-Laparoskopen 97
lymphozytäre Infiltration der Leber 55
Lymphozytenstimulierung mit PHA 26
Lymphschenkel, Dekompression 163

M

Magen, subkardiale Dissektion 162
Mancke-Sommer-Probe 10 f.
Mangelfettleber 126
Massage 180
Mastfettleber 126, 128
von Matzander, Verfahren 160
Mehlnährschaden 127
Membransysteme, retikuläre 4
Meprobamat 130, 195
Mercaptopurin 6
6-Mercaptopurin 190
Metastasendiagnostik 121
Metastasenleber 89, 94
–, Szintigramm 109
Metastasierung, septisch-cholangitische 152
Methimazole 130
Methionin 127
Methyldopa 7
$MgSO_4$ 154 f.
Milz, gestaute 156
–, transthorakale Transposition 161
Milzpulpa, Langzeitmessung 100
Milzruptur 101
Mineralstoffwechsel 185
Mitteldiät, gastroenterologische 178
Mongolismus 51
Morbus Gilbert 194
–, Hodgkin 95
–, Whipple 95
Morbus Wilson 192
Muskelatrophie 185

N

$NaSO_4$ 154 f.
Nebennierenrinden-Insuffizienz 29
Nekrosen 1
Neomycin 138
Notfallaparoskopie 96
nuklearmedizinische Diagnostik 100

O

Oberflächenbeurteilung 93
Obstipationen, begleitende 180
Olympus JF Typ B
Omphaloportographie 101
Operation, unnötige 95
orthostatischer Effekt 100
Ösophagoskopie 169
Ösophagus, terminaler, Sklerosierung 162
–, Transsektion 161
Ösophagusvarizen 100
Ösophagusvarizenblutung 134
–, Dringlichkeitschirurgie 169
–, Operationsverfahren 171
Ösophagusvenen 171
Ovulationshemmer 194

P

Palliativoperation 158, 161
Palliativverfahren 157
Pankreasdiagnostik 96
Pankreasfunktionsstörungen 180
Pankreaskarzinom 80
Pankreatitis, chronische 80
Panzerherz 102
Papilla Vateri, Sondierung 78
Papille, Abflußstörung 145
Papillensondierung 77
Papillitis, stenosierende 59
Papillome, echte 66
Paraaminobenzoesäure 130
Pathogenese, Enzephalopathie, portale 135

Pathogenese der Fettleber *126*
—, Fettleberformen 127
pathologische Veränderungen im EEG 136
Pelotteneffekt 100
Pendelgallenblase 64
D-Penicillamin 192
Perforation, Gallenstein 96
Peritonitis, gallige 74
Perivizeritis, subhepatale diffuse 152
Perlschnurgallenblase 65
Pfortader, intrahepatische, Arterialisation 159
Pfortaderdruck, Messung 102
Pfortaderhochdruck 100
—, Chirurgie *156*
Phenacetin 5
Phenobarbital 195
Phenothiazinderivate 5
Phosphatase, alkalische (AP) 33
Phrygische Mütze 65
Pilzvergiftung 7, 40
Pleuropneumonie 150
Pneumocholezystitis (Cholezystitis emphysematosa) 62
Polyarthritis, chronische, immunsuppressive Therapie 44
Polyäthylenkatheter 68
Postcholezystektomie-Syndrom 60
Posthorngallenblase 65
Präcoma, Behandlung 195
Problemkeime 146
Protein, C-reaktives, 150
—, quantitative Bestimmung 16 f.
proteinarme Kost 195
Proteinurie 193
Proteus vulgaris 146
Prothrombin 14
Prozesse, extrahepatische abdominelle 95
Pseudocholinesterase 14
Pseudomonas aeruginosa 146
Psychotrope Atmosphäre 177
Punktion, stereotaktische 121
Pyrazolon-Derivate 5

R
Radio-Immuno-Assay-Methode 53
Rarefizierung der Gefäße 99
Reaktionen, immunologische bei Lebererkrankungen 24
Refobacin 195
Rehabilitation 176
—, ökonomische Überlegungen 177
Resochin 193
Reticulum, endoplasmatisches 4
Rheumafaktor-Nachweise 23
Rhinovirus 51
Riesenfettleber, nicht alkoholische bei Frauen 131
Riesenmitochondrien 2
Rifampicin 7
Risikofaktoren, Behandlung 178
Risikogruppen 53
Rokitansky-Aschoff-Sinus 66
Röntgendiagnostik der extrahepatischen Gallenwege *59*
Rosetten-Test 26

S
Sanduhrgallenblase 66
Scharlachrot-Reaktion 11
Schock, tödlicher 95
Schockzustände 74
Schriftproben 135
Schwangerschaftsfettleber 6
Schwangerschaftsikterus, idiopathischer 44
^{99m}Tc-Schwefelkolloid 106
Schwermetallvergiftung 192
Screeningverfahren 85
Segmentarteriogramm 102
Segmentlymphogramm 103
Segmentportographie 101
Segmentvenogramm 102
Sengstaken-Blakemore-Sonde 138, 170
Septen, ringförmige 64
Septierung, zirkuläre 63
Serumeiweißkörper, elektrophoretische Trennung 9

Serumlabilitätsreaktionen 9
SH-Serumhepatitis-Antigen 52
Shunt, portokaval 100
–, splenorenal 100
Sicherungskuren 178
Siderose 2
Sklerosierung des terminalen Ösophagus 162
Spasmolyse, Splanchnikus 179
Spätblutung 101
Speicherausfälle, diffuse 106
–, umschriebene 106
Splanchnikus, Spasmolyse 179
Splenoportographie, indirekte 101
–, retrograde 103
– und Segmentangiographie *99*
Spontan-Prothrombin 16
Stabilisierung des Krankheitsprozesses 178
Stenosen, entzündliche 69
Stenosierung, filiforme, Ductus hepaticus communis 71
Sternzellknötchen, granulomartige 1
Stoffe, fakultativ hepatotoxische 3
Streptokinase 96
Streptokinasetherapie arterieller Verschlüsse 42
–, Leberschädigung, flüchtige 42
Strikturen 73
Strukturveränderungen, alkoholbedingte 1
Stumpfkarzinom 95
stuporöse Zustände 179
Substitutionstherapie 153
Sulfonamide 155
Sympathektomie, periarterielle 155
Symptomenkreis, posthepatitischer 177
Szintigraphie 85
–, falsch positive 86

T

Taraxacum 153
Teflonkatheter 78
Temoebilin 154
teratogene Schäden 191
Tetrachlorkohlenstoff, Vergiftungen 40
Tetracyclingaben 6
Thioktsäure 186
Thiosemicarbazone 130
Thiouracile 130
Thrombopenie 193
Thrombose, intravitale 100
–, portale 159
Thymol-Trübungstest 10 ff.
Thyreoglobulin-Nachweis 25
Trägerprotein 127
Transposition, portokavale 160
Trenimon 6
Triglyceride 129
–, $MgSO_4$- oder $NaSO_4$-haltigen Mineralwässern 155
Trimethroprim 155
Trinkkuren 180
Tromgallol 154
Tumorecho, negatives 117
–, positives 117

U

Überwanderungselektrophorese 52
Ultraschalldiagnostik, Aussagekraft 124
–, Echoregistrierung 115
–, Leber *114*
Ultraschallhepatogramm 121
Ultraschalltomographie 121
Umgehungskreisläufe 100
Untersuchungen, eiweißchemische und immunologische 9
Urokinase 96

V

Varizen, blutende, Verödung 174
Varizenblutung 156
Varizengeflechte, blutungsgefährdete 161
Venographie 96
Verfettung 1

Verschluß, inkompletter 72, 145
–, totaler, Ductus hepaticus communis 71
Verschlußikterus 82
–, extrahepatischer 68 f.
–, partieller 92
Virämie 51
Virushepatitis, akute 39
–, chronische Verlaufsform 36
–, nekrotisierende Verlaufsform 37
Vitamin B_{12} 186
Vitaminpräparate 186
Vossschulte, Dissektionsligatur 162, 173
Vossschulte-Ring 173

W

Wasserhaushalt 139
Wassermann-Ergebnisse, falsch positive 23
Weltmannsches Koagulationsband 11
Whipplesche Operation 81
white wash-Effekt 187
Wiederholungskuren 178
Wunschkost, gelenkte 184

Z

Zangenbiopsie 82
Zeichentest 135
Zellenzyme 32
Zellhydrops 2
Zellschwellung, (toxische) blasige 2
Zelluloseazetat 12
Zinksulfat-Reaktion 11
Zirrhose s. Leberzirrhose
Zitronensäurezyklus 129
zystische Veränderungen der Leber 118, 120
Zystizerken, verkalkte 62